# 창의적 문제해결기법

## Creative problem solving techniques

저자: 김진용·남주헌·박경영·손상철·이해권·조성태·홍길회

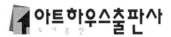
아트하우스출판사
도 서 출 판

# | 저자 소개 |

| 저자 | 약력 |
|---|---|
| 김진용 | −여주대학교 유통서비스경영과 교수<br>−품질경영시스템 인증심사원<br>−학교 진로 전문 강사 |
| 남주헌 | −창의인성교육문화협회 회장<br>−(주)한국교원캠퍼스 자문위원 |
| 박경영 | −비즈콘 대표, 경영컨설팅 전공<br>−스마트마케팅 설계사 |
| 손상철 | −국민대학교 교수<br>−대한시큐리티연구소(KSI)이사장 |
| 이해권 | −한양여자대학교 산업디자인과 교수<br>−산업디자인전공, 디자인컨설팅 |
| 조성태 | −대덕대학교 교수, 광고홍보 전공<br>−창의인성교육문화협회 자문위원 |
| 홍길회 | −동남보건대학교 유아교육과 교수<br>−창의인성교육문화협회 이사 |

## 창의적 문제해결기법

초판 발행일: 2015년 12월 25일
재판 발행일; 2017년 10월 25일

저자 : 김진용·남주헌·박경영·손상철
　　　 이해권·조성태·홍길회

발행인: 채말녀
편집인: 김수경
본문교정: 김혜경
표지디자인: 김건영
출판사: 도서출판 아트하우스
주　소: 서울 성북구 동선동 3가 250-1.1
본　사: TEL : (02) 921-7836 FAX ; (02) 928-7836
　　　　　E-mail: bestdrq@empal.com
〈정 가 : 12,000원〉

ISBN; 978-89-93639-94-0 (93370)
copyright@2013 ARTHOUSE publishing Co.

# 창의적 문제해결기법

## Creative problem solving techniques

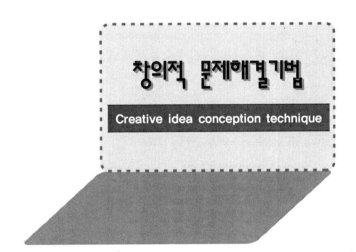

창의적 문제해결기법

Creative idea conception technique

Creative problem solving technique

## 프롤로그 | Prologue

> *"창의적 사고 기술을 연습하는 것은*
> *금요일 오후 기분 전환용이 아니다"*

미국의 리처드 플로리다(Richard Florida) 교수는 '도시와 창조 계급(Cities and the Creative Class)' 저서에서 창의적인 인재의 중요성을 '창조 계급(Creative Class)으로 명명하였다. 사회의 패러다임의 변화 속에서 창의적 인재의 역할이 얼마나 중요한지 설파하고 있다. '더 비즈니스위크'는 "개인의 창의력과 아이디어가 생산요소로 투입돼 무형의 가치(Virtual Value)를 생산하는 창조기업만이 앞으로 생존 가능하다"고 한다.

창조경제 시대에는 인간이 갖추어야 할 최대의 무기는 창의적 사고라 할 수 있다. 지식과 정보의 단순한 적용이 아닌 창의적인 아이디어를 바탕으로 새로운 산출물과 부가가치가 필요하다. 창의적 문제를 해결할 수 있는 창의성이 있어야 한다. 창의적 사고는 단순히 지식을 암기하는 것이 아니라 문제인식과 발견에서 문제를 해 나가는 과정이라 할 수 있다.

창의적 문제를 해결하기 위해서는 일상생활 속에서 사물을 관찰하면서 새로운 생각을 하거나 다양한 문제를 어떻게 해결 할 것인가를 고민하면서 무한한 상상력을 증진시켜 가야 한다. 나아가 다양한 지식과 경험의 토대 위에서 창의성의 싹을 키우는 토양을 만들고 훈련해 나가야 한다는 것이다.

창의적 사고력을 키우기 위해서는 관찰하기, 느낌 상상하기, 추리하기, 과거의 감각적 경험을 회상하기 등 무한 상상력이 몸에 배여 있어야 한다. 유태인을 창의적 민족이라 한다. 이는 창의적 뇌를 가져서가 아니다.

> *"답을 찾는 것이 중요한 것이 아니라*
> *문제를 찾는 게 더욱 중요하다"*

창의적 사고를 할 수 있는 환경과 교육 및 훈련으로 자랐기 때문이다. 우리의 교육 환경도 전통적인 방식에서 단순한 생산성을 높이는 지식전달 학습에서 벗어나야 한다.

창의적 사고를 증진하기 위해 철지난 청사진과 계획도를 갖고 확성기 앞에서 목청을 높인다고 해결되는 것이 아니다. 체계적 접근과 생활 속에서 관찰하고, 상상하고, 유추하고 경험 학습이 습관화 되어 있어야 한다. 창의적 사고를 위한 땀방울이 우리 몸에 자연스럽게 스며들 때 그것이 자양분이 되어 창의적 문제 해결할 수 있는 창의적 사고력이 증진될 수 있다. 창의성은 미스터리한 사고의 능력이 아니다. 일반인도 흔히 하는 일상적인 창의적 사고의 결과라 할 수 있다.


지식 정보화 시대에 창의적 사고 기술을 연습하는 것은 금요일 오후 기분 전환용이 아니다. 인생이 걸린 문제다. 체계적 접근과 훈련으로 우리 몸에 체화 될 수 있게 하는 습관이 필요하다.

감사합니다.

2015년 11월

대표 저자 남 주 헌

# CONTENT                                          목 차

창의적 문제해결기법

Creative problem solving techniques

Creative problem solving technique

21세기는 지식기반사회이고 지식기반사회에서는 지식 인력이
최대의 자산으로 그런 인재를 얼마나 확보하느냐가 국력을
좌우하게 될 것이다.
-Peter F. Drucker (미, 경영학자/미래학자)

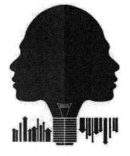

# Chapter **01**

# 문제해결과 창의적 사고

**1.** 문제와 창의적 사고

**2.** 창의적 문제해결(CPS)

Creative problem solving technique

혼자 조용히 있을 때나 일을 할 때나 공부를 할 때에는 늘
마음을 가다듬고 자신의 마음을 바라보고 자신의 몸가짐을
가지런히 머물게 하여야 한다.
　　　　　　　　　　　　　　　－율곡

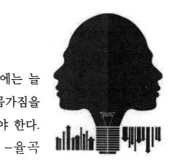

Chapter **01** | 제 1장 | 문제해결과 창의적 사고

# 1. 문제와 창의적 사고

## 1. 문제와 창의적 사고

일상생활 속에서 우리는 크고 작은 문제에 많이 부딪히게 된다. 이러한 문제를 해결하려고 할 때 체계적 접근은 쉽지 않다. 따라서 근본적인 문제해결은 잘되지 않는다. 문제는 상황에 따라 매우 복잡하고 다양하게 나타나기 때문이다. 근본적 문제해결을 위해서는 창의적 사고와 상황 인지능력 등 창의적 문제해결력이 필연적으로 있어야 한다.

정보통신 발달과 지식의 확산에 따라 우리의 활동 반경은 세계화, 전문화되어가면서 빠르게 변화되고 있는 상황이다. 문제해결도 단순한 지식과 독립적 관계에서 벗어나 종합적 사고와 상황 분석 등 전문적 지식을 바탕으로 한 문제 해결력이 요구되고 있다.

복잡하고 다원화된 사회에 문제 인식과 해결안을 통해 새로운 가치를 창출할 수 있는 창의적 문제해결력이 매우 중요한 가치로 대두되고 볼 수 있다.

Creative problem solving technique

## 1) 문제의 정의와 종류

(1) 문제의 정의

문제(問題)라는 것은 현상과 기대의 차이(Gap)이라 할 수 있으며 상황에 따라 여러 가지 의미로 해석 할 수 있다.

일상생활 속에서 어려움을 느끼거나 걸림돌을 만나게 되면 사람들은 문제가 발생했다고 한다. 이때 문제는 불편하고 바람직하지 못하며 답답하고 고통스러운 일이며 또는 어려움이나 장애를 의미한다.[1] 학문분야에서 문제는 기존의 이론이나 현상과의 불일치나 모순 등의 의미로 보는 경우가 많다.[2]

찰스 케프너(Charles H. Kepner)와 벤저민 트리고(benjamin B. Tregoe)[3]는 "문제란 기대한 기준에서 일탈된 것" 이라고 정의하며 문제는 목표하는 업적수준에 이르지 못하는 것을 문제라고 하고 있다. 마빈 민스키(Marvin Lee Minsky)는[4] 문제는 명확하게 규정된 문제와 명확하게 규정되지 않은 문제로 구분하고, 명확하게 규정된 문제는 성적평가를 위해 시험문제를 출제하여 정답을 맞히는 경우를 말한다. 즉, 답이 1개 혹은 정해져 있는 단답형 경우를 말한다. 입학시험의 OX식 문제와 같이 해답이 하나인 것이다. 그러나 명확하게 규정되어 있지 않는 문제는 답이 여러 가지인 경우를 말한다. 즉 제품의 매출 향상 대책과 같이 답이 여러 개로 나올 수 있는 다답형이 있다. 현실에서는 명확하게 규정되어 있지 않는 문제가 압도적으로 많다.

한편 문제는 현재 상태에서 개선된 상태로 변환 가능한 상황을 말한다. 소리가 나는 자동차 엔진에는 소음을 줄이는 것이 문제고 개선된 상태는 소음이 없는 엔진을 만드는 것이다. 학업 성적이 낮은 학생에게는 성적 향상이 문제가 될 수 있다. 개선된 상태는 좋은 학업 성적이 될 것이다. 낮은 출산율을 갖고 있는 경우에는 출산율 저하가 문제이다. 개선된 상태는 높은 출산율이라 할 수 있다.

---

1) Dewey, J. How we think. Boston, MA:Health.
2) Lai, L. M. Selctive Attenton Inproblem Finding, Sandvika: Handelshoskolen BI,1991
3) 미국의 저명한 경영학자
4) 마빈 민스키, 매사추세츠 공과 대학 교수, 인공지능(AI) 분야를 개척한 미국인 과학자

'문제(問題)'를 정리 해 보면 어떤 영역에서 '희망하는 기준치와 현재 상황과의 차이'를 의미한다. 이러한 문제는 어떤 변화를 통해 개선될 수 있는 모든 것들을 총칭한다. 로버트 H.슐러(Robert Harold Schuller)는 "문제에 무릎을 꿇지 말라. 긍정적인 생각을 갖고 적극적으로 살아가는 사람은 어려운 문제에 부딪힐수록 더욱 더 용기를 갖는다. 그는 그 어려운 문제가 바로 자기 생애의 새로운 창조를 위한 기회라고 생각한다."고 전하며 이러한 문제는 위험과 기회의 두 가지 면을 동시에 갖고 있다고 한다.[5]

(2) 문제의 종류

문제의 종류에는 일상적인 문제와 탐색적 문제 창의적 문제로 나누어 볼 수 있다. 일상적인 문제는 계획이 예정대로 진행되지 않는 등 목표나 기준이 확실하게 정해져 있는데 현재 그것을 만족하지 못한 상태를 말한다. 탐색적 문제는 계획이 진행되고 있지만 진행되는 중에는 뭔가 잘되지 않는 것이 느껴지는 상태를 말한다. 창조적 문제는 현재는 아무 문제가 없지만 더욱 높은 수준의 목표를 정하고 성취를 높이며 새로운 기회를 제공해 준다.

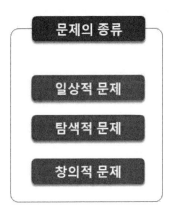

문제의 종류

---

5) 조연순 외 2인, 창의적 문제해결력 계발과 교육 방법, 이화여자대학교출판부, p.87

**worksheet** 한국 OECD 국가 중 출산율 최하위다. 아이를 갖지 않는 이유와 문제는 무엇인가?

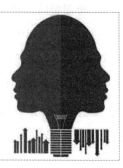

-여성의 사회 진출 확산
-여성 출산 후 복직이나 일자리 구하기 어렵다
-출산 휴가가 짧다
-유급 유아 휴직을 확대 할 필요가 있다
-
-

## 2) 문제해결

문제해결(Problem solution) 과정에서는 원하는 것은 쉽게 얻을 수 도 있고 때로는 원하지 않는 일과 부딪혀야 할 때도 있다. 해결책을 찾기 위해 오랜 시간이 소요되기도 하고, 문제를 해결하기 위해서는 해당 분야에서 경험과 전문 지식 등 창의적 사고가 필요 할 때도 있다.

로버트 가네(Robert Gagne, 1985)[6]는 문제해결을 "이미 배운 규칙을 응용하여 새로운 문제들에 대한 해결책을 발견하는 것"이라 정의하였고, 해치(Hatch, 1988)는 " 문제에 대한 가능한 해답을 찾는 과정"으로 정의하였다.

캐니(Kahney, 1986)는 문제가 '목표'와 '장애물'로 구성되어 있다고 보고, 장애물 때문에 목표를 달성할 수 없는 문제해결이 필요하다고 보아서 문제해결이란 "주어진 상태에서 목표 달성에 도달하기 위해 조작인(Operators)을 사용하는 것"으로 정의했다. 그리고 메이어(Mayer, 1999)는 "문제해결 자가 이용할 수 있는 분명한 해결 방법이 없을 때, 주어진 상태에서 목표 상태에 도달하기 위한 인지적 처리(Cognitive Processing)"로 정의했다. 문제해결이란 "어떤 상황에서 문제를 인식하고 현상에서 목표치에 도달하기 위해 행하는 일련의 인지적 처

---

6) Robert Gagne, 1916-2002, 미국의 심리학자이자 교육학자

리 및 사고 활동"이라고 할 수 있다. 따라서 문제해결을 위해서는 문제를 의미 있게 인식 또는 인지해야 하며, 현재 상태와 목표 상태 및 그 차이를 제대로 파악해야 하고, 그 다음에는 목표 상태에 도달하기 위해 차이를 줄여 나가기 위한 인지적 노력을 해야 한다.[7]

## 3) 창의적 문제해결

### (1) 창의적 문제해결력

창의적 문제해결에는 확산적 사고와 수렴적 사고를 포함한 인지적 사고 능력과 전문지식, 동기적 요소와 환경적 요소가 상호작용해 있다. 문제를 새롭게 발견하고 적절한 탐색 과정을 거쳐서 새롭고 유용한 해결책을 생성해 가는 과정이라고 볼 수 있으며, 명확하게 규정되어 있지 않는 문제에 최적 해결안을 모색할 수 있는 능력이 창의적 문제해결 능력이라 할 수 있다.

창의적 문제해결 능력 위해서는 문제의식을 가지고 있어야 한다. 특히 무엇이 문제인지 파악하고 중요한 사항을 놓치지 않는 감각인 문제에 대한 감수성이 있어야 하고, 단시간 내에 빠른 사고로 많은 발상을 할 수 있는 사고의 유창성이 있어야 한다. 또한 다양한 관점에서 볼 수 있는 사고의 유연성과 더불어 새로운 방식으로 생각하는 독자성과 여러 가지 정보를 검토하고 연계시켜 새로운 내용으로 구성하는 재구성 능력과 구체적으로 실현가능한 대안을 발굴하는 구체화 능력을 갖추고 있어야 한다. 이 뿐만 아니라 그 문제를 해결하고 싶은 흥미나 욕구 등의 동기가 있을 때 창의적 문제해결력이 증대 될 수 있다.

### (2) 문제해결 단계

창의적 문제해결 과정은 문제가 놓인 상황 파악, 문제에 관한 정보 수집, 자료 분석, 문제의 요소·원인에 대한 접근이 있어야 한다. 창의적 문제해결을 요하는

---

7) 조연순 외 2인, 창의적 문제해결력 계발과 교육 방법, 이화여자대학교출판부, p.91

문제는 간단한 것이기보다는 복잡하고 다양한 문제이며 많은 시간과 노력이 필요하므로 일정한 단계를 거쳐야 한다. 일정한 단계를 거치지 않으면 엉뚱한 방향으로 문제해결 논의가 진행되어 좋은 해결책을 얻을 수 없다.

창의적 문제해결 단계를 처음으로 소개한 오스본(A. F. Osborn)은 창의적 문제해결은 사실 찾기(문제 정의), 아이디어 찾기(아이디어 생산), 해결안 찾기(평가와 적용)의 3단계로 구성 하였다. 파네스(S. J. Parnes)는 오스본의 개념을 확장시켜 많은 양의 아이디어를 생각해 내고, 가장 의미 있는 해결안이 확인될 때까지 많은 가능성들을 고려하고 선택하는 것에 강조점을 두고 사실 발견, 문제 발견, 아이디어 발견, 해결안의 발견, 수용성의 발견이라는 5단계를 제시하였다.

트레핑거(D. J. Treffinger)와 그의 동료들은 오스본과 파네스의 모형이 발산적 사고만을 강조한 점을 보완시켜 발산적 사고뿐만 아니라 수렴적 사고도 균형 있게 구성되어 있는 6단계의 창의적 문제해결 과정을 고안하였다. 이 과정은 교육 현장에서 실생활과 관련된 문제해결 활동으로 창의성을 기르고자 구체적인 수업 상황에서 활용 가능 하도록 정교화한 수업 모형이다.

① 월러스 (Graham wallas)[8]의 창의적 사고 4단계 과정[9]

가. 준비단계

문제를 창의적으로 해결하기 위해서는 관심을 가지고 있는 문제를 여러 각도에서 지각하고 이해해보는 활동이 필요하다. 문제가 어떤 성격의 문제인가 표현하는 단계이다.

나. 부화단계

계란에서 병아리가 깨어나게 하는 데는 일정 기간 부화기가 필요하듯이 문제를 지각하고 이를 해결하기 위해서는 내적으로 보존하는 기간이 필요하다. 이 단계에서는 조급하게 문제를 해결해야 하다는 요구가 없기 때문에 무의식적인 상

---

8) 영국의 정치학자이자 사회심리학자. 페이비언협회 지도자로 활약하였고 런던대학교의 전신인 런던 스쿨 오브 에코노믹 설립에 힘쓴 후, 교수를 지냈다. 저서에 《대사회》 등이 있다.
9) 임선화, 창의성에의 초대, 교보문고, 2005, p.172

태에 있게 된다. 부화단계에서 떠오르는 생각들을 잘 기록하고 문제들을 발현
단계로 발전시키려는 의식적인 노력을 해야 한다.

다. 발현 단계

부화 단계에서 내적으로 부화된 아이디어가 번쩍 떠오르는 단계이다. 자신도 잘
모르게 순간에 갑작스럽게 출현한다.

라. 검증 단계

갑작스럽게 떠오르는 아이디어는 아직 가치가 인정되지 않은 상태에 있기 때문
에 각각의 아이디어에 대한 검증을 해야 한다. 창의적인 아이디어는 압력이 강
한 상태에서는 나타나지 않기 때문에 출현 단계까지는 압력을 배제해야 하지만
일단 출현된 아이디어는 문제의 성격에 비추어 검증되어야 하는 것이다.

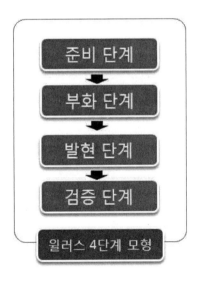

4단계 모형

② 트레핑거(D. J. Treffinger) 문제해결 6단계[10]

트레핑거(D. J. Treffinger)와 그의 동료들에 의해 구체화된 창의적 문제 해결법
의 단계는 혼란 발견, 자료 발견, 문제 발견, 아이디어 발견, 해결책 발견, 수용

---

10) 김영채, 교육과정평가원, 2007.

Creative problem solving technique

안 발견의 6단계로 이루어진다. 이 단계는 창의적 사고를 길러주기 위한 구체적인 수형 상황에서 활용 가능한 모형이다.

학교 교육 상황에서 문제해결 단계

| 학습 단계 | 학습 성취 요소 | 교수·학습 활동 |
|---|---|---|
| 1단계<br>혼란 발견 | • 전시 학습 확인<br>• 상황, 목표, 관심 진술<br>• 흥미 유발<br>• 포괄적인 학습<br>  목표 유도 | • 전시 학습에 대한 내용을 확인<br>• 본 학습과 관련하여 포괄적이면서 흥미 있는 주제를<br>  유도<br>• 주제에 따라 혼란 진술문을 작성<br>• 적절한 혼란 진술문을 선정 |
| 2단계<br>자료 발견 | • 다양한 자료 수집<br>• 자료 선정 | • 혼란 진술에 관련된 상황이 수많은 상이한 관점으<br>  로 부터 검토<br>• 정보, 인상, 느낌, 감정, 관찰 등 다양한 자료가 수집<br>• 가장 중요한 자료를 확인하고 분석 |
| 3단계<br>문제 발견 | • 학습 문제 확인<br>• (문제의 상세화) | • 수많은 가능한 문제 진술과 하위 문제가 생성<br>• 다양한 문제를 분석하고 평가<br>• 중심 문제를 선정 |
| 4단계<br>아이디어<br>발견 | • 아이디어 산출<br>• 가장 적절한 아이디어<br>  선정 | • 아이디어를 산출할 방법 및 기법을 의논<br>• 흥미를 자아내는 다양한 아이디어를 산출<br>• 가장 전망 있고 흥미 있어 보이는 아이디어를 선정<br>  (개방적이고 허용적인 분위기를 조성) |
| 5단계<br>해결책 발견 | • 아이디어 평가<br>• 준거 선정<br>• 임시 해결책 선정 | • 유망한 아이디어에 대한 평가 준거를 제시<br>• 평가 준거에 따라 아이디어들을 검토<br>• 선정된 아이디어를 수정·강화하여 최상의 아이디어로<br>  구체화 |
| 6단계<br>수용안 발견 | • 해결책 검토<br>• 수행 단계 계획 | • 해결책에 관련된 문제들을 극복하는 방법 산출<br>• 해결책을 효과적으로 실행할 수 있는 방법들 선정<br>• 해결책을 수행하기 위해 구체적 계획 수립 |

③ 문제해결 일반적 단계

창의적 문제해결 단계는 일반적으로 문제의 발견 및 정의, 자료의 탐색 및 해결
안 도출, 실행 및 평가 단계로 구성될 수 있으며 각 단계별로 전문 지식, 확산
적·수렴적 사고, 동기 부여, 환경 등의 많은 요소들이 영향을 미칠 수 있다. 논
리적이고 체계적으로 아이디어를 평가하고 최선의 것을 선택하며 문제를 재구성
해야 할 수 있어야 하며, 문제와 관련된 경험과 지식이 풍부해야 문제의 재구성
을 위한 분석 및 평가의 근거가 충분히 마련될 수 있어야 한다.

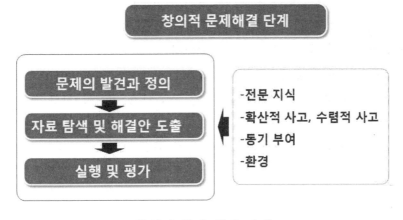

창의적 문제 해결 단계

가. 문제의 발견과 정의

창의적인 문제해결에서 가장 중요한 첫 번째 조건은 해결해야 하는 문제를 정확
히 찾아내는 것이다. 다 같은 문제를 접했다 하더라도 문제 해결자가 문제를 어
떻게 보느냐에 따라 접근 방법이나 해결책이 서로 달라질 수가 있다. 창의적 문
제해결은 해결해야 할 문제를 발견하는 데에서 시작된다.

문제를 발견하기란 그렇게 쉬운 것만은 아니다. 문제를 잘 찾아내지 못하는 주된
이유는 잠시 멈추어 여러 가지 상황들을 향상시킬 수 있는 가능성을 생각해 보지

않기 때문이다. 즉 어떤 상황이 불편하더라도 그것을 불편한 것으로 받아들이고 지나쳐버리는 경향이 있기 때문이다. 평소에 어떤 장면이나 상황에 대해 스스로 '문제는 없는가?', '더 낫게 할 수는 없는가?' 라고 질문하는 문제 제기의 태도를 가질 필요가 있다.[11]

또한, 사실은 문제가 있는데도 그것을 문제로 의식하지 못할 수도 있다. 문제가 존재하지만 의식하지 못하고, 조만간에 드러나게 될 암시적·잠재적 문제들이다. 이러한 암시적·잠재적 문제가 외형적으로 발견되지 않는다고 해결하지 않으면 나중에는 해결하기 어렵거나 해결하기 불가능 할 수도 있게 된다. 왜냐하면 문제를 문제로 의식해야 그에 따른 해결 노력을 기울일 것이기 때문이다.

이러한 의미에서 창의적 문제 해결자는 관련된 문제 또는 있을 수 있는 암시적이고 잠재적인 문제가 어떤 것들인지를 찾기 위해 끊임없이 현상을 탐구하고 분석하는 사람이라고 할 수 있다. 그러기 위해서는 창의적 문제해결에 필요한 '상황'과 '요구' 및 '동기'가 부여 되어야 하며, 문제를 해결해야 할 필요성, 문제 관련 분야에 대한 풍부한 '지식'도 소유하고 있어야 한다. 이와 같이 문제를 발견한 후 문제를 구조화시켜서 무엇이 문제인지 정확하게 파악하기 위한 문제 정의를 내려야 한다. 문제 정의는 구체적이고 명확해야 하며 해결 가능한 것이어야 한다.


나. 자료 탐색 및 해결안 도출

어떤 문제를 해결해야 할지 결정되면 문제를 창의적으로 해결하는데 필요한 자료가 무엇인지 탐색하는 과정이 있어야 한다. 이 단계에서는 자신의 소유하고 있는 경험과 지식을 사용해 어떠한 자료나 지식이 요구되는지를 분석해야 한다. 이를 통해 숨겨져 있는 자료까지 빠뜨리거나 간과하지 않고 중요한 자료들을 모두 탐색해 내는 것이 중요하다. 자료 탐색에는 지식과 정보, 관찰과 수집, 감정 등도 포함 되는데, 풍부한 자료를 탐색하기 위해서는 분석적 사고가 필요하다. 왜, 누가, 무엇을, 언제, 어디서, 어떻게 등의 육하원칙(六何原則)을 사용하는 것이 도

---

11) Bransford, G. D. & Stein, B, S. The ideal problem solver, New York: Freeman

움이 된다.[12]

## (가) '왜'라는 질문

현재 문제의 중요성이나 요구에 관한 이유를 확인하는데 도움이 된다. 관련된 질문으로는 '왜 이 문제가 해결되어야 하는가?', '왜 이 문제가 생겨났는가?' 왜 아직도 이 문제가 해결되지 않고 있는가?', '왜 이 문제를 해결하는 것이 중요한가?' 등이 있다.

## (나) '누가'라는 질문

문제에 관여하는 사람들을 확인하는 데 도움을 준다. 문제에 관여된 사람들을 확인하기 위해서는 '누가 이 문제에 대해 자료나 정보를 제공해 줄 수 있는가?', '나와는 다른 자료를 가지고 있는 사람은 누구인가?' 등이 질문을 할 수 있다. 또는 '누구를 위해 이 문제를 해결하려고 하는가?'도 생각해 볼 수 있다.

## (다) '무엇을'이라는 질문

문제와 관련되어 있는 자료, 정보, 출처 등을 확인하는데 도움이 된다. 이와 관련된 질문으로는 '무슨 자료가 있는가?', '이 문제와 관련해서 무엇이 필요한가?' 등이 있다.

## (라) '언제'라는 질문

문제 상황과 관련된 시기나 시간 등을 확인하는데 도움을 준다. 이러한 정보를 탐색하기 위해서는 '언제 자료를 수집하는 것이 가장 좋은가?', '자료 수집을 위해서는 언제 관찰해야 하나?' 등의 질문이 도움이 된다.

## (마) '어디서'라는 질문

문제해결을 위해 생각해 보아야 할 장소, 위치 또는 사건을 확인하는 데 도움을 준다. '어디서 자료를 얻을 수 있는가?', '어디서 정확하게 관찰을 할 수 있을까?' 등이 있다.

---

12) Treffinger, D. J., Isaksen, S.G., & Dorval, K. B. Creative problem solving; an overview, in M.A, Runco(ed), Problem finding, Problem solving, and creativity (pp.223~236), Nowood, NJ:Ablex 2000

(바) '어떻게' 라는 질문

문제 상황과 관련된 단계, 활동 또는 행위를 확인하는데 도움을 준다. 이와 관련된 질문으로는 '현재의 문제 상황을 해결하기 위해 어떻게 자료 수집을 할 수 있을까?', '이 문제로 왜 이슈가 되었는지를 알아보려면 어떻게 자료를 수집해야 할까?' 등이 있다.

자료 탐색 및 해결안 추출 단계에서는 확산적 사고와 수렴적 사고의 상호작용을 통해 풍부한 자료를 탐색하고, 이를 기반으로 가능성 있는 해결안을 다듬고, 조합하고, 보강해 더 좋은 것이 되도록 해야 한다. 일반 사람들은 가장 먼저 떠오른 아이디어를 받아들이고 만족하는 경향이 있다.

창의적인 문제해결책을 찾기 위해서는 풍부한 자료 탐색을 기반으로 해결책을 위한 다양한 아이디어를 생성해 낼 수가 있어야 한다. 또한 여러 아이디어를 생성한 이후에는 생성된 아이디어를 분석하고 평가하여 더 가치 있는 것을 선택해야 한다. 이러한 과정에서는 '수렴적 사고'가 요구된다. 즉 산출된 아이디어가 가능성이 있는 해결안인지 판단하기 위해서는 적절한 기준을 찾아야 하며, 이러한 기준들 중에서 가장 중요한 기준을 뽑고, 이것을 사용해 아이디어들을 평가해야 한다.

다. 실행 및 평가단계

창의적 문제해결을 평가하는 데 있어 중요한 것은 '어떤 가치를 가지는가?', '분명하게 제시된 문제를 풀었는가?', '상황이 나아진 것에 대해 객관적 평가를 받을 수 있는가'에 달려있다. 적절한 해결안을 발견한 후에는 이러한 해결안을 실제로 실행해야 한다. 해결안을 실하는 데에는 현재 상태에서 바라는 미래의 목표 상태로 움직여 갈 수 있는 계획을 잘 세우는 것이 중요하다. 그러기 위해서는 해결안을 실행하는 데 긍정·부정적으로 영향을 미칠 수 있는 요소들을 확인해내고, 선택한 해결안이 가지고 있는 한계를 극복할 수 있는 다양한 방법들을 찾아야 한다.

그 과정에서 '확산적 사고'가 요구된다. 또한 구체적인 실행 계획을 단계별로 세워야 할 때 어느 정도 상세하게 세워야 하는지는 문제에 따라 다양하다. 어떤 경우에는 단기 및 중기, 장기 실행 단계를 일반적으로 계획하면 충분할 때도 있지만, 어떤 경우에는 실행을 할 때 핵심적인 행위가 무엇이며, 그러한 행위에 도움이 되거나 방해가 될 만한 근거는 무엇이고, 이를 어떻게 처리할 것인가, 또한 진행되는 시간표 등과 같이 세부적인 요소까지 고려해야 한다. 이러한 과정에서 논리적이고 체계적으로 평가 할 수 있는 '수렴적 사고' 능력이 요구된다.

☞ Tips *문제해결을 위한 지식*

*문제와 관련된 원리, 정보, 아이디어 등을 일컫는데, 해당 분야에 대한 지식을 충분히 갖추고 있어야 문제가 무엇인지를 간파할 수 있다. 문제에 대한 해결안 있는 아이디어를 찾기 위해서는 확산적 사고가 필요하다. 한편 해결안을 찾아내는 활동은 개인의 타고난 성향이나 사회적 분위기, 교육적 환경, 가정환경에 따라 격려 받거나 소멸되기도 한다.*

☞ worksheet 아래 그림은 좌석버스 등받이 모습이다. 버스 승객 서비스 차원에서 개선해 보려고 한다. 문제 종류로 볼 때는 현재는 아무 문제가 없어 보이지만 더욱 높은 수준의 서비스 차원에서 '창의적 문제'라 할 수 있다. 등받이를 개선 해 봅시다.

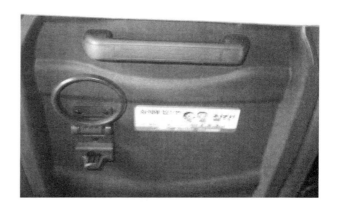

Creative problem solving technique

## 2. 문제해결 요소와 방법

1) 문제해결 요소

첫째, 의사소통 능력이다. 사람과 사람의 의사전달, 정보교환 능력을 말한다. 다른 사람의 능력을 빌리기도 하고, 조언을 듣고 문제를 해결하기도 한다. 둘째, 논리적 사고력이다. 인과관계를 조사하기도 하고 가설을 세우기도 하는 등 바른 논리 전개가 요구되고, 옳지 않은 논리로 진행하면 옳지 않은 결론에 도달하게 된다. 셋째, 집중력이다. 문제의 본질을 파고드는 집중력이 있으면 쉽게 문제를 해결할 수 있다. 넷째, 실행력이다. 아무리 좋은 아이디어가 있어도 실행하지 않으면 효과가 없다.

2) 문제해결 방법

창의적 문제해결 과정에서 원인 분석을 정확하게 하지 않고 선입관이나 과거의 사례만으로 판단하면 잘못된 대책을 세우게 된다. 그 결과 반복해서 문제가 발생한다. 문제를 빨리 해결하기 위해서는 반대로 여유를 갖고 문제해결 순서를 따를 필요가 있다. 로버트 H.슐러는 '그래도 희망은 있다' 저서에서 문제를 해결하는 8가지 방법을 소개하고 있다.

① 어떤 문제에도 반드시 자신의 힘으로 해결할 수 있다는 신념을 가져라
② 항상 편안한 마음으로 문제에 접하라. 긴장된 상태에서는 정상적인 판단을 어렵다.
③ 문제를 무리하게 해결하려 하지 말라.
④ 발생한 문제에 대한 모든 사실들을 수집하라.
⑤ 현재 일어난 문제점들을 순차적으로 종이에 적어보라. 그러면 모든 문제점들이 올바르게 파악할 수 있고 대처 방안을 세울 수 있다.
⑥ 당신의 문제점에 대해서 신과 상의하라. 그러면 당신을 인도해 줄 것이다.
⑦ 자신의 통찰력과 직관력을 믿어라.

⑧ 자신보다 능력 있는 사람들에게 조언을 구하라.

## 3) 문제해결 장애요인

첫째, 심리적 관성이다. 개인은 과거 경험으로부터 습득된 정보나 지식 등에 의해 사고방식이 형성된다. 이로 인해 사고영역이 제약되거나 편협한 사고 경향이 만들어지기도 한다. 문제를 효과적으로 해결하기 위해서는 다양한 관점에서 사고체계가 필요하다. 그러나 심리적 관성에 의해 사고가 경직되고 습관화됨으로써 문제에 대한 올바른 정의가 어려워지고 동시에 효과적인 해결안을 찾기 위한 시야가 좁아질 수밖에 없다.

둘째, 잘못된 문제해결 방향 설정이다. 문제가 잘 해결되지 않는 이유 중 하나는 문제해결의 대상과 목표의 설정이 잘못된 경우가 있기 때문이다. 이 경우의 대부분은 문제에 대한 근본적인 이해가 안 되어 있거나 또는 문제해결 방향 설정이 잘못되어 발생된다. 문제의 본질과는 무관한 엉뚱한 문제를 해결하고자 시도함으로써 문제해결이 안될 수 있으므로 올바른 문제의 정의의 중요함을 인식할 수 있다.

셋째, 기술적 지식의 부족이다. 전문화된 지식을 요구하는 현대사회에서는 당연히 개인적인 관심 및 지식의 범위는 좁아질 수밖에 없다. 그러나 기술적인 문제를 해결하는 과정, 특히 어려운 문제를 해결하는 경우에는 다방면의 전문지식이 요구되는 경우가 대다수이다. 개인 또는 한 조직체가 문제해결과 관련된 모든 지식을 확보하고 있을 수 없으며 이는 문제해결의 가장 큰 장애로 작용한다.

넷째, 기술적 모순에 대한 타협적 접근이다. 자동차를 안전하고 튼튼하게 만들기 위해 강철을 사용하면 무거워져서 연비가 떨어지기 때문에 안전과 튼튼함은 조금 떨어지지만 플라스틱을 사용하는 경우를 예로 들 수 있다. 기술적 모순이란 하나의 특성을 개선하면 다른 특성이 약화되거나 약화되는 상황을 말한다. 세탁기의 세척력을 개선하고자 하면 옷감이 더 손상되는 상황이다. 모순문제에 대해 양쪽의 특성을 선택적으로 번갈아 사용하거나 타협을 함으로써 기술의 진전 또는 문제해결이 지연되며 기술적 혁신도 기대하기 어렵게 된다.

# 2. 창의적 문제해결(CPS)

SECTION 01〉〉
1. 창의적 문제해결(CPS)
2. 사례로 보는 창의적 문제해결(CPSg) 모델
3. 창의적 문제해결(CPS) 최근 버전

## 1. 창의적 문제해결(CPS)

창의적 문제해결(CPS: Creative Problem Solving) 모델은 몇 이론가들에 의해 거의 50년에 걸쳐 발전되어 왔다. CPS 모델은 A.F. 오스본(1963)이 개발하였다. 창의적 과정을 설명하는 것은 물론 문제해결을 촉진하는데 고안된 모델이다. CPS모델 속에는 여러 단계가 있는데 많은 아이디어를 찾기 위해 확산적 측면과, 결론을 이끌어내고 분야를 좁히는 통합적인 측면 둘 다 포함되어 있다.

이 모델에서는 확산적인 사고를 사용하기는 자연스런 맥락이고, 확산적 사고를 위한 여러 가지 도구는 아이디어 수와 다양성을 증진시키기 위한 CPS 과정에서 효과적으로 사용 될 수 있다.

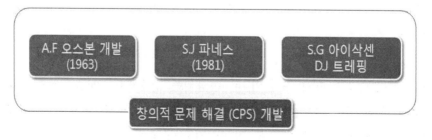

창의적 문제 해결 개발 과정

초기 버전에는 확산적이고 융합하는 사고가 번갈아 등장하는 기간이 일직선 형태를 띠고 있다. 이 과정은 각 단계마다 필요한 아이디어를 찾도록 고안되었다.

① 관심영역 발견 ② 데이터 발견 ③ 문제 발견 ④ 아이디어 발견 ⑤ 해결책 발견 ⑥ 수용의 발견 단계로 고안되었다.

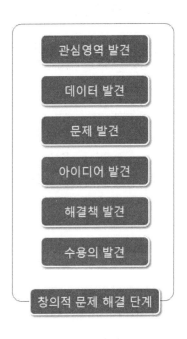

초기 단계

1990년대 초 각 단계를 세 가지 일반적인 구성 요소에 따라 나누는 좀 더 유동적인 모델이 제시되었다.

① 문제의 이해 ② 아이디어 발상 ③ 실행을 위한 계획 단계로 고안되었다. 이관점은 미리 정해진 연속성으로서가 아니라 어떤 문제에 필요한 정도와 순서에따라 사용할 수 있는 일련의 도구로서 각 상태를 나타내고 있다.

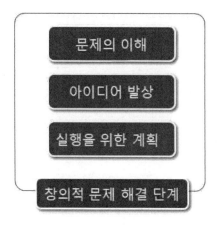

1990년대 초 단계

창의적 문제 해결(CPS: Creative Problem Solving) 모델은 묘사되는 가장 주요한 원칙은 복잡한 창의적 문제 해결을 위한 사고에서 확산적이고 융합하는 것, 유연하고 비판적인 것 두 가지 모두가 중요하다고 볼 수 있다.

## 2. 사례로 보는 창의적 문제해결(CPS) 모델

얼마 전 대학 관계자를 만났는데 주차 공간의 부족에 대해 걱정하고 있었다. 주어진 상황은 복잡하고 즉각적인 해결책을 생각하기는 능력 밖이어서 나는 오늘 여러분과 함께 창의적 문제해결(CPS) 단계로 숙고해보기로 하였다.

'캠퍼스의 주차 공간 부족 문제'라는 문제의 설정을 어떻게 해야 할까? 우리는 다음과 같은 문제를 생각 해 볼 수 있다.

1) 첫 번째 단계-문제이해

① 어떻게 우리는 더 많은 주차 공간을 지을까?

② 어떻게 우리는 캠퍼스 위에 더 많은 주차 공간을 만들어낼 것인가?

③ 어떻게 우리는 캠퍼스 내의 학생 주차 공간을 제한할까?

④ 어떻게 우리는 캠퍼스 내의 차량의 수를 제한할까?

⑤ 어떻게 우리는 차량의 숫자와 가능한 주차 공간을 일치시킬 것인가?

⑥ 어떻게 우리는 걸어서 학교에 올 만 한 거리가 아닌 곳에 사는 학생들이 쉽게 캠퍼스에 접근하도록 할까?

문제 설정의 선택은 고려하고 있는 해결책에 많은 영향을 끼친다. 문제 설정이 넓을수록 가능한 해결책의 범위도 넓어진다.

① 번 문제 설정은 전통적인 주차 공간을 만들어내는데 제한을 두는 문제 설정은 선택의 여지도 제한된다.

② 번 문제 설정은 우리가 엘리베이터를 이용하여 지하나 빌딩 옥상의 주차 공간을 생각해보도록 이끌 수 있다.

③ 번 문제 설정은 전통적인 주차 공간에서 버스노선, 온라인 강좌 또는 헬리콥터 착륙장에 이르기까지 다양한 가능성을 이끌어 줄 수 있다.

## 2) 두 번째 단계- 창의적 문제해결을 위한 아이디어 기법

이 단계에서는 다양한 도구를 이용하여 선택된 문제 설정을 위한 아이디어를 만들어낸다. 브레인스토밍이 포함될 수 있고 확산적 사고[13]를 위한 여러 가지 도구가 포함되어야 한다. 사고기법이란 어떤 유형의 사고를 하기 위하여 우리가 의도적, 계획적으로 사용하는 사고의 절차, 또는 사고 도구라 말할 수 있다.[14]

---

13) 창의적 사고를 증진시키기 위한 수많은 기술은 확산적 사고를 증진시키고, 주어진 상황에 대해 수많은 다른 대답을 생각해내는 능력을 키우기 위해 고안되었다.

14) 김영채, 교육과정평가원, 2007.

일반적으로 창의적 사고에서 사용할 수 있는 기법들을 아이디어 생성을 위한 기법인 발산적 사고기법과, 아이디어를 사정·개발·선택하기 위한 기법인 수렴적 사고기법으로 나눌 수 있으며 각각의 사고의 의미와 사용되는 대표적인 사고기법은 아래의 표와 같다.

**발산적 사고와 수렴적 사고**

| 구분 | 의미와 원리 | 대표적인 사고 기법 |
|---|---|---|
| 확산적 사고 | • 의미가 있고 새로운 연결을 만들고 표현하는 사고 과정, 아이디어(대안, 가능성)를 생성해 내는 사고 과정이다.<br>• 충분한 수의 대안이 생성될 때까지는 판단을 유보하는 '판단 지연'의 원리가 적용된다. | • 브레인스토밍<br>• 브레인라이팅<br>• 강제결합법<br>• 시네틱스<br>• 육색사고모기법<br>• SCAMPER법<br>• 속성열거법<br>• 형태소 합성법<br>• 마인드 맵<br>• Osborn의 질문 리스트 |
| 수렴적 사고 | • 아이디어들을 분석하고, 다듬고, 선택하는 사고 과정, 아이디어(대안, 가능성)를 선택하거나 개발하는 초점화의 사고 과정이다.<br>• 더 나은 대안을 찾고, 만들기 위하여 대안들을 긍정적으로 음미하는 '긍정적 판단'의 원리가 적용된다. | • 하이라이팅<br>• PMI 기법<br>• P-P-C<br>• 평가행렬법<br>• 쌍비교 분석법<br>• 역브레인스토밍 |

☞ worksheet 확산적 사고를 위한 사고 기법을 찾아 체화시켜 봅시다.

3) 세 번째 단계-실행을 위한 계획

이 단계에서는 유망한 아이템을 찾기 위한 탐색을 통해서 아이디어를 행동으로 옮기는 작업이다. 가능한 해결책을 만들어내는 것이 포함된다.

(1) 아이디어 분석하고 개선

첫 번째로 해결책 개발하기로 의도적인 전략과 도구를 적용하여 아이디어를 분석하고 개선하고 선택한다. 아이디어 개발하기에는 종종 제안된 아이디어를 제도적으로 평가하기 위한 기준을 사용하기도 한다.

평가기준으로 다음의 내용들을 포함 될 수 있다.

-비용이 얼마나 들 것인가?

-합법적인가?

-기술적으로 가능한가?

-학생들의 편의를 위한 것인가?

-교직원의 편의를 위한 것인가?

-대학 당국이 받아들일 만한 것인가?

☞ worksheet 해결책 발견을 위해 표를 만들어 봅시다.

| 비용이 얼마나<br>들 것인가? | 합법적인<br>가? | 기술적으로<br>가능한가? | 학생들의<br>편의를 위한<br>것인가? | 교직원의<br>편의를 위한<br>것인가? | 대학 당국이<br>받아들일<br>만한 것인가? |
|---|---|---|---|---|---|
| 새로운 주차<br>구조물 건설 | | | | | |
| 셔틀버스<br>도입과 캠퍼스<br>내 여분의<br>땅에 공간<br>건설 | | | | | |
| 근처<br>고속도로에서<br>주차장까지<br>셔틀버스 운영 | | | | | |
| 3명 또는 그<br>이상을 위한<br>카풀 만들기 | | | | | |

(2) 수용안 세우기

이 단계에서는 선택된 해결책을 실행하기 위한 계획을 세운다. 있을 수 있는 어

려움을 예상하고 자원을 확인한다. 이 단계의 결과로 단계, 자원, 개인의 책임에
대한 윤곽을 잡을 실행 계획이 나온다.

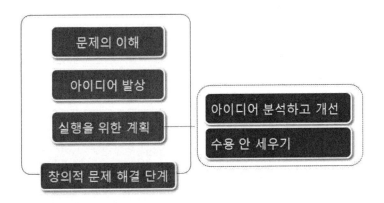

실행을 위한 계획 단계

# 3. 창의적 문제해결(CPS) 최근 버전

이 구성요소는 계획된 방향대로 움직이고 있으며, 창의적 문제해결(CPS)의 적합
한 단계를 선택하여 사용하고 있는지 확신하는데 문제 해결 과정을 통해 사고를
주시할 필요가 반영되어 있다.

이 구성 요소 중 한 측면인 '과제 평가하기' 는 창의적 문제해결(CPS)모델이 이
상황에 대해 유망한 선택인지 아닌지에 대한 결정을 수반한다.

만약 어떤 상황이 제약에 대해 열려 있으면, 다양한 가능성이 있는 선택으로부터
이익을 얻을 수 있다면, 창의적 문제해결(CPS)는 적합한 방법론이다. 그러나 당
면한 문제가 단 하나뿐인 정답을 가지고 있고, 과제가 그 대답을 찾는 것이라면
창의적 문제해결(CPS)는 최선의 선택이 아니다.

두 번째 측면, '과정 고안하기'에서는 창의적 문제해결(CPS)의 옵션 가운데 도움이 될 것 같은 단계와 구성 요소를 선택한다. '접근 방법 계획하기'는 창의적 문제해결(CPS)의 전 과정을 통해 작동하는 초인지적 양상이라고 생각된다.

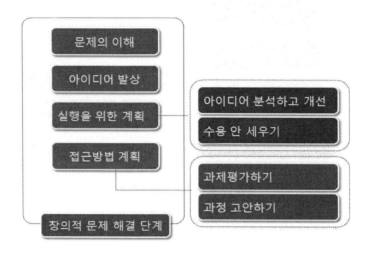

창의적 문제해결 모델 최신버전

☞ worksheet 학교 인조 잔디 운동장에서 안전사고가 빈번히 발생되고 있다. 창의적 문제해결 모델로 해결책에 도전 해 봅시다.

# Chapter **02**

# 브레인스토밍

**1.** 브레인스토밍 이해
**2.** 브레인라이팅(Brainwriting)

떠도는 마음을 되가져오는 능력이야말로 우리의 판단과
의지의 근간이다. 이 능력을 계발시키는
교육이야말로 진정 우수한 교육이다.
-윌리암 제임스(세계적인 심리학자)

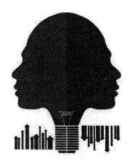

Chapter **02** | 제 2장 | 브레인스토밍

# 1. 브레인스토밍 이해

## 1. 브레인스토밍의 이해

사고기법이란 어떤 유형의 사고를 하기 위하여 우리가 의도적, 계획적으로 사용하는 사고의 절차, 또는 사고 도구라 말할 수 있다. 창의적 문제해결 기법에는 브레인스토밍 (Brain Storming), 마인드맵 (Maid Map), 시네틱스법 (Synectics Method), 스캠퍼 (Scamper)기법, 체크리스(Check list)법, 트리즈 (Triz)기법 등이 다양하게 활용되고 있다.

1) 브레인스토밍의 이해

어떤 주제나 문제해결에 필요한 아이디어를 많이 얻기 위한 그룹 활동으로 브레인스토밍 기법이 많이 활용된다. 브레인스토밍(Brainstorming)은 자유로운 토론으로 창조적인 아이디어를 끌어내는 일로 창조적 사고를 유발하는 집단적인 사고의 전형적인 기법이다. 이 방법의 기본 가정은 사고에서의 양이 질을 결정한다는

것이며, 양적으로 축적된 아이디어를 목록별로 정리하고 발전시켜 바라는 바의 최종적인 산출물을 얻는다.

'두뇌 폭풍'을 일으킨다는 의미로 머릿속에 떠오르는 아이디어를 생성 해 '본다'는 의미와 '사고'한다는 의미를 연결시켜 놓은 개념으로 통합된 사고와 시지각을 원리를 활용하다.

브레인스토밍 종류에는 오스번(Osborn)의 브레인스토밍법과 고든(Gordon)의 브레인스토밍법, Card식 브레인스토밍법이 많이 활용되고 있다. 오스본은 브레인스토밍 과정을 운전에 비유했다. 액셀러레이터를 밟으면서 브레이크 페달을 밟으면서 운전하는 것보다 더 비효율적인 것은 없다.[15] 아이디어를 생산하는 과정에서 평가하는 것은 브레이크를 밟는 것과 같아 아이디어 생산을 방해한다고 믿었다.

이러한 원칙에 따르면 수많은 아이디어를 만들어내고 나서 평가기준을 적용하는 것은 생산될 대마다 매번 아이디어를 판단하는 것보다 더 생산적이다. 이러한 의도는 평가를 하지 않는 것이 아니라 단지 늦추는 것이다.[16]


2) 브레인스토밍의 목적과 특징


브레인스토밍하는 목적은 가능한 많은 해결책을 생성하게 하는데 있다. 복잡한 문제를 여러 사람이 단기간에 해결할 수 있고, 모든 사람들이 창의적 사고의 경험을 할 수 있게 하는 것이 목적이다. 특징은 어떤 문제나 주제에 대해 자유롭고도 유쾌한 회의를 통해 아이디어 발상에 연쇄반응을 일으켜보자는 것이 특징이다.


3) 4가지 규칙과 리더의 역할

---

15) 앨런 조던 스타코 지음, 이남진 옮김, 창의력 교육 어떻게 할 것인가? 2015. p.258
16) 상계서 p.258

## (1) 4가지 규칙

편견이나 경직된 사고에서 벗어나 좀 더 자유롭고 개방적이며, 창의적인 사고를 가능하게 해 주기 위한 규칙이다. 아이디어에 있어서 비판을 절대 하지 않는다. 구성원 각자가 자유분방한 제안을 크게 환영 할 수 있게 해 준다. 되도록 많은 아이디어를 나오도록 분위기를 조성해야 한다. 아이디어의 결합을 자유롭게 할 수 있어야 한다.

### 가. 비평 배제

어떤 사람도 모든 아이디어가 만들어질 때까지 어떤 아이디어도 평가하지 않는다. 이 규칙은 말로 하는 비판과 말이 아닌 비판 모두를 금지한다. 학생들과 작업을 할 때 학생들에게 반드시 이해시켜야 한다. 눈동자를 굴리거나, 표정을 짓는 것, 또는 다른 표시 등을 말한다.

### 나. 자유롭게 움직이는 것을 환영

브레인스토밍에서 개념에서 벗어난 것은 창의적 아이디어에 대한 디딤돌로 여겨진다. 에둘러 가는 것처럼 보이는 제안이 쓸모 있는 아이디어로 이끄는 새로운 관점을 열지도 모른다. 예를 들어, 지하에 있는 우울한 교실을 좀 더 매력적으로 만들기 위한 브레인스토밍을 하는 동안, 한 학생이 유리로 되어 있는 창을 스테인드글라스로 바꾸자고 제안했다. 이 제안은 분명히 학급의 예산 범위를 벗어나는 것이지만, 학생들에게 창문에 대해 생각하게 만들었고 스테인드글라스를 연상시키는 셀로판지를 창문에 사용하는 영감을 제공했다.

### 다. 아이디어 양이 필요

양은 그 자체를 위해 필요한 것이 아니라 많은 수의 아이디어가 적은 수의 아이디어보다 좋은 아이디어를 낳기 쉽기 때문이다. 아이디어의 수가 많으면 많을수록 좋다. 양이 질을 결정한다는 원칙이다. 진주조개 잡이는 조개가 있는 곳에 들어가서 가능하면 많은 양의 진주조개를 채취한다. 그럼 다음에 이들을 하나하나 점검하여 진주를 찾아낸다.[17]

### 라. 결합과 개선을 추구

이 규칙은 때로는 하이킹(Hiking)처럼 묘사된다. 누군가가 한번 제안한 아이디어는 이미 그 아이디어를 제안한 사람의 전유물은 아니다. 수많은 좋은 아이디어들이 그 이전의 아이디어를 결합하거나 그 바탕 위해서 발견될 수 있다. 이렇게 공들이는 과정을 격려 받아야 한다. 때로는 경쟁과 개인적인 소유권에 익숙한 학생들에게 아이디어를 공유하는 개념을 전달하는데 추가적인 노력이 필요할 것이다.[18]

☞ **worksheet** 브레인스토밍 규칙은 원래의 규칙대로 사용할 수 있고, 어린 학생들에게 적합하도록 변경할 수 있다.

---

17) 임선화, 창의성에의 초대, 교보문고, 2005, p.176
18) 임선화, 상계서, 2005, p.259

어떤 미취학 교사는 브레인스토밍을 '팝콘생각'이라고 불렀다. 그녀의 학생들은 팝콘 생각을 할 때, 팝콘 기계 속의 팝콘처럼 수많은 아이디어가 튀어 나오도록 노력해야 한다고 배웠다. 그들은 또한 팝콘 생각하는 동안 누구도 아이디어를 비판하면 안 되고, 약간 바꿀 수 있다면 다른 사람의 팝콘 아이디어를 사용하는 것도 괜찮다는 것을 배웠다.

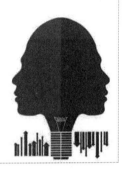

(2) 리더의 역할

리더는 일반 회의 사회자와는 다르며, 자기 페이스대로 무리하게 이끌어서는 절대 안 된다.

① 원칙을 설명하고 참석 멤버 전원이 볼 수 있는 곳에 게시 해 두어야 한다.

② 원칙 위반 시 윽박지르기보다 미리 준비해둔 벨을 눌러 암묵의 충고를 할 수 있다.

③ 처음부터 끝까지 자유롭고 유쾌한 분위기가 조성되도록 세심하게 신경을 써야 한다.

④ 식사나 커피 마시면서 진행해도 좋다.

⑤ 주제에서 이탈하지 않도록 하고, 시간 15분~1시간 적당하다. 시간은 미리 정해두는 것이 더 효과적이다.

(3) 효과적 브레인스토밍이 되기 위한 사전 준비

사전 준비에는 팀원, 장소, 시간계획, 준비물이 구비되어야 한다.

① 팀원: 상상력이 풍부하고, 혁신적이며 미래지향적인 성격을 가진 사람을 포함돼 있어야 한다. 여러 분야의 종사자들로 구성하는 것이 좋다.

② 장소: 익숙한 곳이 아닌 새로운 장소, 아름답고 편안한 장소가 좋다. 사무실 배치는 원형이나 U자형 자석 배치로 하고, 경쾌하고 감미롭고 조용한 배경 음악이 있으면 금상첨화(錦上添花)다. 향기로운 꽃, 가벼운 간식을 배치 할 수 있다.

③ 시간 계획: 두 개 이상의 주제 또는 2시간짜리 회의를 계획하지 않는다. 아침 회의가 더 생산적 일 수 있다.

④ 준비물: 화이트보드, 마커, 포스트 잇 등과 워밍업 소도구, 시계, 녹음기를 준비 할 필요가 있다.

4) 효과적인 브레인스토밍 방법과 주의 점

(1) 효과적인 브레인스토밍 방법

① 회의에 참가하는 멤버는 최고 12명 정도
   (리더 1명, 서기 1명, 정규멤버 5명, 신규멤버 5명)

② 정규와 신규 멤버를 반반이 적절하다. 진행이 순조롭지 못하고, 기발하고 새로운 아이디어가 나오기 어렵기 때문이다.

③ 회의장은 너무 크면 좋지 않다. 원형이나 「ㄷ」 자형으로 책상과 의자를 배열하는 것이 좋다.

④ 제안된 아이디어는 멤버 전원이 볼 수 있게 하고 흑판이나 커다란 종이를 붙여 놓고 기록하는 것이 좋다.

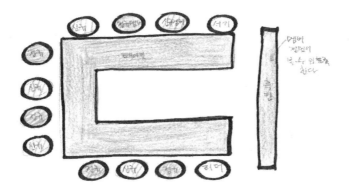

「ㄷ」자형 책상과 의자를 배열 스케치[19]

(2) 주제 설정에 있어 주의점

① 양자택일을 강요하는 주제는 좋지 않다.(주제를 다루기에는 부적절)

② 일반적이고 얼마든지 확장할 수 있는 주제보다 구체적인 주제가 좋다.

③ 너무 광범위한 주제는 좋지 않다.(주제는 세분화하고 구체화할 필요)

④ 한 번에 두 가지 이상의 주제를 다루지 않는다.

　(주제가 둘 이상인 경우 2회로 나누어 따로 다루는 것이 좋다)

⑤ 주제의 내용을 사전에 멤버에게 알려주면 보다 효과적이다.

⑥ 타인의 의견을 배제하지 않는다.


☞ **worksheet** 좌석버스 등받이를 서비스 차원에서 개선 해 보려고 한다. 브레인스토밍
　　　　　　으로 다양한 아이디어를 발산 해 봅시다.

---

19) 직접 스케치 하면서 다양한 경우의 수를 찾아가며 체험하는 것이 필요하다.

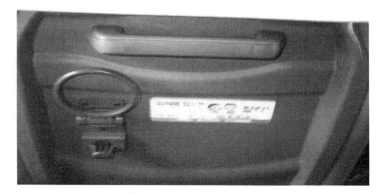

현재 버스 등받이 모습

좌석 등받이 서비스 개선 아이디어 적어보기

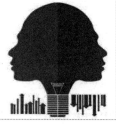

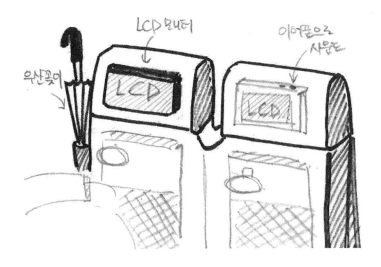

버스 등받이 아이디어 시각화 사례

5) 효과적인 브레인스토밍 진행

(가) 주제는 구체적으로 정한다. 문제 해결을 위한 주제 선정을 명확하고 구체적
으로 제시하여야 한다.

(나) 모두가 볼 수 있는 칠판과 같은 곳에 큰 모조지나 전지를 준비하여 붙인다.
포스트잇을 활용하여 아이디어를 기재한 후 큰 종이에 붙인다.

(다) 리더는 촉진자로서의 역할을 하여야 하며 사전에 주제를 잘 분석하고 발상
을 위한 다각적인 방법을 구성원에게 제시할 수 있어야 한다.

(라) 구성원은 5~8명 정도가 좋다. 현장의 목소리를 낼 수 있는 구성원이 좋다.

(마) 자유롭게 의견을 제시하도록 하고 잘 기록하거나 포스트잇을 활용하면 효과
적이다.

(바) 주제(문제해결) 연관되게 항목별로 포스트잇을 그룹화 하여 나열하고 중요
성에 따라 구성원의 의견을 묻는 투표를 실시한다.

(사) 중요한 대안 2~3가지를 가지고 의견을 개진하여 새로운 아이디어를 지속적으로 제시할 수 있도록 앞의 내용을 반복한다. 즉, 새로운 항목에 각자의 아이디어를 결합하여 독창성이 있는 새로운 대안이 도출될 수 있도록 반복한다.

(아) 1시간 정도가 적절하며 그 이상 걸리면 중간에 휴식을 취한다.

(자) 브레인스토밍의 절차를 간단히 제시하면 다음과 같다.

주제(문제) 설정 → 인원구성 → 문제제시 → 원칙확인 → 연습 → 진행 → 종결 → 아이디어 낭독 → 추가기록 → 정리 및 활용

## 2. 집단에 의한 브레인스토밍 체험

브레인스토밍의 논제는 문제 참된 모습에만 국한되는 것이 아니라 생각의 자유를 허용할 수 있을 정도로 폭이 넓어야 한다. 예를 들면, 사회 시간에 가족이란 단원에 대해서 브레인스토밍을 할 때 질문을 '가족의 단결력과 단란함을 증진시킬 수 있는 방법은 무엇이 있을까?' 혹은 일본이라는 단원에 대해서 브레인스토밍을 할 때 질문을 '우리가 일본에 대해서 알고 싶은 것은 무엇인가?' 라고 한다. 두 가지 경우에 모두 발생된 아이디어들은 다른 학습활동을 할 때에도 토대로 사용될 수 있다. 브레인스토밍은 교과서 과정의 거의 모든 영역에서 사용할 수 있다.

바다와 육지를 건너는 아이디어〈개인〉의 란을 사용하여 한 사람씩 발상 해 본다. 이 경우 각자 머리 안에 떠오르는 아이디어를 열거하면 좋다.

브레인스토밍의 훈련서

## 브레인스토밍법의 훈련

### [훈련] 섬과 육지를 건너는 아이디어

<개인> <3분간 발상>

| | | |
|---|---|---|
| 1. 헤엄쳐 간다. | 2. 돛단배를 타고 간다. | 3. 다리를 세워 그 위를 걸어간다. |
| 4. 배타고 간다. | 5. 수영해서 간다. | 6. 비행기 타고 간다. |
| 7. 햄스터 볼 | 8. 열기구 | 9. 썰물 때 간다 |
| 10 | 11 | 12 |
| 13 | 14 | 15 |

<집단>(브레인스토밍법) <타인의 발상=39번부터 자신의 발상을 1번부터>

| | | |
|---|---|---|
| 1 | 2 | 3 |
| 4 | 5 | 6 |
| 7 | 8 | 9 |
| 10 | 11 | 12 |
| 13 | 14 | 15 |
| 16 | 17 | 18 |
| 19 | 20 | 21 |
| 22 | 23 | 24 |
| 25 | 26 | 27 |
| 28 | 29 | 30 |
| 31 | 32 | 33 |
| 34 | 35 | 36 |
| 37 | 38 | 39 |

1) 3분간 발상의 시간

지금까지의 경험으로 개인의 발상 란에는 3분간 겨우 5~6개의 아이디어 밖에 생각할 수 없었을 것이다. 이것이 개인 발상의 한계이다. 다음에 〈집단〉 브레인스토밍법의 란을 실제로 해 보면 달라진다.

집단의 브레인스토밍 법에서는 우선 내가 리더=사회자 역을 맡는다. 집단의 기입란에는 번호가 1~25까지 기재되어 있다. 내가 줄 마다 학생을 지명하여 그 학생에게 3분간 시간에 개인 란에 쓴 아이디어를 한 개씩 읽어 내리게 한다. 이 때 그 외의 학생은 읽어 내린 아이디어가 자신 중에 없는 경우 〈집단〉의 기입란의 마지막 39번부터 번호를 거슬러 올라가 써 주었으면 한다. 그리고 쓰면서 읽어 내린 아이디어에서 유도·촉발된 아이디어나 응용할 수 있는 아이디어가 생각났을 때에는 「괜찮을까」 하고 생각하면서 1번부터 차례로 기입하여 주기 바란다.

타인의 아이디어를 마지막 39번째로부터 기입하여 그 아이디어에 의해서 유발된 아이디어를 1번부터 차례로 기입하여 나간다.

2) 집단 브레인스토밍 지침서

집단 브레인스토밍 회의에서 '그림 포트폴리오'를 사용하여 논의와 아이디어를 자극한다. 다음은 지침서이다.

① 문제점을 적은 글을 크게 읽고, 그룹에게 말로서 해결방안을 브레인스토밍 하라고 요청한다.
② 각 그룹 구성원에게 문제와 상관없는 그림들이 담긴 8~10개의 폴더를 준다.
③ 그룹 구성원에게 각 그림을 연구함으로써 이전의 아이디어에 변화를 주거나 새로운 아이디어를 적으라고 한다.
④ 전해진 시간이 흐르면 그룹 구성원에게 자신의 아이디어를 크게 읽으라고 요

고 한다.

⑤ 각 아이디어가 읽혀지는 동안 그룹 구성원들에게 그것을 논의하고 새로운 아이디어나 수정안을 개발하도록 한다. 모든 새로운 아이디어를 기록한다.

⑥ 수집하고 평가한다.

☞ **worksheet** 좌석버스 위생봉투 실태를 분석해 본다. 버스 서비스 선진화 차원에서 위생봉투 개선 해 보고자 한다. 집단브레인스토밍으로 다양한 아이디어를 발산 해 봅시다.

※ 집단에 의한 브레인스토밍 해 보기

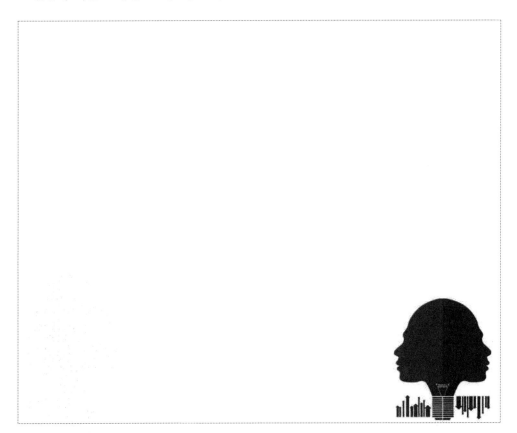

※ 아이디어 스케치 해 보기

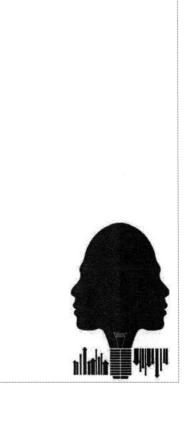

# 3. 개인에 의한 브레인스토밍 법 체험

개인으로 브레인스토밍 법을 체험 해 볼 수 있다. 우선 5cm x 16cm 정도의 흰 종이 1매 준비한다. 다음에 그 흰 종이를 이용하여 아래 표를 작성해 본다.

☞ worksheet 버스 위생봉투 개선에 따른 아이디어어를 적어 봅시다.

| | 위생봉투 개선에 따른 아이디어 |
|---|---|
| 1 | 비행기 |
| 2 | 화장실 |
| 3 | 식당 휴지통 |
| 4 | 티슈 |
| 5 | |
| 6 | |
| 7 | |
| 8 | |
| 9 | |
| 10 | |
| 11 | |
| 12 | |
| 13 | |
| 14 | |
| 15 | |
| 16 | |
| 17 | |
| 18 | |
| 19 | |
| 20 | |

개인에 의한 브레인스토밍법의 방법은 다음과 같이 실시한다.


① 위 표는 한 줄로 표기하고 있으므로 한 줄의 단어만이 보이도록 흰 종이를 덮는다.

② 다음에 그 단어를 5초 정도 바라보면서 그 단어로부터 연상되는 「섬과 육지를 건너는 아이디어」, 단지〈개인〉란에 기재하고 있지 않는 아이디어를 가능한 많이 발산한다.

③ 발산된 아이디어는 아래 표〈개인 유사체험〉란의 1번부터 차례로 기술하여 나간다.

④ 흰 종이를 아래에 내리면서 이상의 ①~③을 반복한다.


---

[훈련] 버스 위생 봉투 개선 아이디어

<개인 유사 체험> <표 2의 단어를 보고 발안한 아이디어를 1번부터 순서대로 쓴다.>

| | | |
|---|---|---|
| 1. | 2. | 3. |
| 4. | 5. | 6. |
| 7. | 8 | 9 |
| 10 | 11 | 12 |
| 13 | 14 | 15 |
| 16 | 16 | 18 |
| 19 | 20 | 21 |
| 22 | 23 | 24 |

혼자 생각하고 있었을 때 10개에도 못 미친 아이디어가 집단 또는 개인에 의한 브레인스토밍 기법을 활용하면 잇달아 발상이 비약되며 또 다른 아이디어가 샘과 같이 분출되어 오는 것을 체험할 수 있을 것이다.

예를 들면 「비행기」라고 하는 사람의 아이디어를 듣고 하늘을 나는 것=「로켓, 대포의 총알, 풍선」등 복수의 아이디어가 분출하는 하게 되고 타인의 아이디어를 들으면서 자신의 아이디어를 창안할 수 있다는 것을 이해할 수 있다.


오스본은 브레인스토밍을 전제로 모든 사람은 창의적인 재능을 가지고 있다고 전제한다. 그는 사고하는 마음을 두 개의 요소로 구분하였다. 판단하는 마음(Judicial Mind)과 창의적인 마음(Creative Mind)으로 나누었다.

판단하는 마음은 분석, 비교, 선택하는 것이고, 창의적인 마음은 아이디어를 시각화하고 예언하며 산출하는 것이다. 태어날 때는 모든 사람이 창의적인 재능을 가지고 있으나, 성장하면서 점차로 그 재능은 판단에 의해 제한한다. 판단은 때로는 창의성을 방해한다. 오스본에 따르면 개인은 나이가 들어감에 따라 더 판단적이 되어 가는데, 이는 대부분의 일생 상황이 창의성보다는 판단에 관여하게 만들기 때문이다.[20]

---

20) 임선화, 창의성에의 초대, 교보문고, 2005, p.176

Chapter **02** | 제2장 | 브레인스토밍

# 2. 브레인라이팅(Brain writing)

## 1. 브레인라이팅(Brain writing)

브레인라이팅은 독일의 홀리거(Holiger)[21]가 개발한 방법이다. 이 기법은 한 집단이 조용히 글로 자기 아이디어를 기록하여 제출하는 브레인스토밍의 일종이다.

여러 사람 앞에서 자신의 의견을 제시하는 것을 수줍어하거나 부담스러워서 자신의 아이디어를 잘 표출하지 않는 브레인스토밍의 단점을 보완한 방법으로 종이에 글로 쓰거나 그림을 그려 벽면이나 화이트보드 등에 게시하도록 하는 방법이다. 브레인라이팅은 6-3-5법이라고도 하고 '침묵의 회의법'으로 부른다. 핵심은 말을 하지 않고 회의하는 것이다.

브레인라이팅 기법은 6명의 참가자가 둥근 테이블에 빙 둘러앉는다. 주제에 대한 아이디어를 3개 다 쓰면 자기 종이를 옆 사람에게 넘기고 다른 사람이 작성한 종이를 받아 거기에 다시 5분 동안 3가지 아이디어를 덧붙인다. 이런 식으로 30분간 진행한다. 5분마다 다른 사람의 용지를 받게 되므로 30분이면 한 사람당 1

---

21) 독일 형태분석법 전문가 홀리거(Holiger)가 로 백(low back)이라고 하는 기업 훈련 코스 중에 이 기법을 소개하여 널리 퍼지게 되었다.

8개, 6명이면 108개의 아이디어가 나온다.

다른 사람의 아이디어에서 힌트를 얻어 발전시킨다는 점에서 효과적이며, 영향력이 강한 한 두 명에 의해 전체 의견이 좌지우지되는 것을 방지할 수 있다. 특히 이것은 나서서 말하기를 거리는 사람들에겐 꽤 괜찮은 방법일 것 같다. 게다가 회의 시간을 매우 짜임새 있게 사용할 수 있다는 점에서도 효율적이다.

이러한 기술은 글쓰기 자체가 아이디어를 생산하는 데 방해가 되지 않을 만큼 충분히 나이가 들고, 충분한 기술을 가지고 있는 학생들만을 위해 적당하다.

## 1) 브레인라이팅의 장점

브레인라이팅은 논의가 흥분되어 회의 전체가 고조되는 효과를 겨냥한 것은 아니다. 개인의 사고를 충분히 이끌어내기 위해 각자가 두뇌를 움직여, 아이디어의 생산에 노력하는 것이 이 기법의 본래 자세이다.

참가자가 주제에 열중하는 진지함에서는 브레인스토밍을 뛰어넘는다. 위와 같은 특징 때문에 브레인라이팅은 지위가 높은 사람 앞에서 발언하는 것이 힘든 사람, 목소리가 큰 사람에게 주도권을 **빼앗겨** 버리는 경향이 있는 사람에게는 가장 적당한 방법이라고 할 수 있다. 지위와 성격 차이에 상관없이 모든 사람이 평등하게 발상할 수 있고, 또 서로의 아이디어에 자극을 줄 수 있다.

또한 첫 대면하는 동료와 팀 만들기를 하고, 서로 모르는 사람 끼기 갑자기 발상회의를 시작할 때 브레인라이팅이 효과적이라고 할 수 있다. 브레인라이팅은 기업의 사내 여행 기획에서부터 신상품 개발과 네이밍의 아이디어 회의, 판매 전략의 입안 등을 할 때 사용하는 경우가 많다.

## 2. 브레인라이팅 특징과 전개

1) 브레인라이팅 특징

브레인라이팅의 가장 큰 특징은 구성원 전원이 무엇으로 발상 작업을 한다는 것
이다. '침묵의 브레인스토밍'이라는 별명이 붙은 것처럼, 참가자의 구두 발상은
하지 않고, 한 사람 한 사람이 브레인라이팅 용지에 써 넣고, 용지를 옆 사람에
게 건네주며 차례대로 기입하면서 집단 발상을 해 나가는 것이 특징이다.

① 모든 사람이 평등하게 사고한다는 점에서 브레인스토밍의 '발언자가 특정인으
   로 치우치는 경향을 배제' 한다.
② 침묵을 통한 개인 발상을 한다는 점에서 브레인스토밍의 '발언을 통해 사고가
   방해 되는 단점'을 없앤다.
③ 용지에 본인이 직접 기입하기 때문에, 사회자 발언을 대신 기입하는 브레인스
   토밍에서의 '뉘앙스가 바뀌는 문제점을 해소' 한다
④ 집단 인원이 몇 명이라도 가능하다. 브레인라이팅법은 '많은 인원이 참가할
   수' 있고, 게다가 짧은 시간에 문제 발견 회의와 아이디어 회의를 실행할 수
   있다.

2) 브레인라이팅의 전개

① 처음 5분 간, 참가자는 각자 3가지 아이디어를 용지의 가로 첫 번째 줄에 나
   열된 A, B, C 칸에 써 넣는다.
② 5분 후, 용지를 왼쪽 옆 사람에게 전달한다.

③ 각자 5분 간 3가지의 아이디어를 오른쪽 사람이 건네준 용지의 두 번째 줄에 기입한다.

④ 각자 앞의 사람이 기입한 첫 번째 줄의 아이디어를 보면서, 이것을 발전시킨 것과, 완전히 새로운 아이디어를 두 번째 줄에 써 넣는다.

⑤ 또 5분이 경과하면 용지를 돌리고, 세 번째 줄에 아이디어를 기입한다.

⑥ 이하, 마지막 줄까지 같은 작업을 반복한다.

⑦ 전원이 아이디어 평가를 실행한다. 모든 라운드가 종료되면, 진행자는 각자 자기 곁에 남아 있던 용지의 아이디어를 참가자에게 평가하게 하고, 좋다고 생각되는 아이디어를 2~3개 선택하고 표시를 해둔다. 이것을 기본으로 모든 참가자들이 서로 이야기를 주고받으며 더욱더 발전시키면 효과적이다.


3) 개인으로 실행할 경우


브레인라이팅법은 4명 이상의 인원으로 이루어지는 것이 일반적이지만, 개인으로 활용하는 것도 가능하다. 구체적인 방법은 아래와 같다.


① 브레인라이팅 용지와 타이머를 준비한다.

② 처음 5분 간, 첫 번째 줄의 A, B, C 칸에 아이디어를 기입한다.

③ 5분이 되었다면, 두 번째 줄에 기입한다. 첫 번째 줄의 아이디어를 확장, 발전시킨 것을 생각하여 기입한다.

④ 이것을 반복하며 생각을 깊게 해 간다.

주제:

| | A | B | C |
|---|---|---|---|
| 1 | | | |
| 2 | | | |
| 3 | | | |
| 4 | | | |
| 5 | | | |
| 6 | | | |

브레인라이팅 용지의 예

## 4) 브레인라이팅 게시 법

브레인라이팅을 응용한 게시법은 아이디어 생성의 흐름을 촉진시키고, 서로 힌트를 얻어 새로운 아이디어를 만들 가능성이 커진다. 또한 수렴적 사고를 할 때나 아이디어를 분류하거나 평가하기 쉬운 장점이 있다.


- 충분한 수의 게시용 용지를 준비한다.
- 한 개의 용지에는 반드시 한 개의 아이디어만 적는다.
- 다른 사람들이 모두 알아들을 수 있도록 큰 소리로 읽고 게시판에 붙인다.

| 문제: 신문지를 다른 용도로 쓸 수 있는 방법은? | | | |
|---|---|---|---|
| 참여자＼아이디어 | 아이디어 A | 아이디어 B | 아이디어 C |
| 1 | 협박편지 | 모자 | 돗자리 |
| 2 | 유리창 닦기 | 탈 만들기 | 퍼즐 |
| 3 | 모자이크 | 생선 구울 때 기름 튀는 것 방지 | 베게 |
| 4 | 옷 | 휴지대용 | 회초리 |
| 5 | 한글공부 | 이불 | 방석 |
| 6 | 연필꽂이 | 쥐구멍 막기 | 강아지변기 |
| 7 | 우산 | 식탁보 | 종이신발 |
| 8 | 가면 | 축구공 | 방석 |
| 9 | 종이접기 | 냄비받침 | 딱지 |
| 10 | 글자 오려서 편지 | 숫자공부 | 태워서 분장용 |
| 11 | '지구는 만원이다' 게임 | 종이 비행기 | 돌돌 말아서 물건 자르기 |
| 12 | 자동차 용 햇빛 가리개 | 종이공예 | 글러브 |
| 13 | 모서리 보호용 싸개 | 잘게 잘라서 솜 대신 | 장마철 흡습제 |
| 14 | 종이벽돌 블록 | 땔감 | 화약총 같은 소리내기 |

브레인라이팅 예시

Creative problem solving technique

## 5) 브레인라이팅의 진행방법

(가) 주제는 자유지만 구체적이고 명확하게 선정한다.

(나) 구성원은 최소한 6명으로 한다.

(다) 매 5분마다 3개의 아이디어를 기입한다.

주제:

| | A | B | C |
|---|---|---|---|
| 1 | | | |
| 2 | | | |
| 3 | | | |
| 4 | | | |
| 5 | | | |
| 6 | | | |

브레인라이팅(BW) 용지

- 각 구성원에게 아래의 브레인라이팅(BW) 용지를 나누어 주고, 먼저 최초 5분 간은 1의 옆에 A, B, C 3개 칸에 아이디어를 기재한다.

- 5분이 지나면 좌측 사람에게 종이를 건네준다. 종이를 받은 사람은 2의 A, B, C에 1칸의 아이디어보다 진보되거나 독창적인 아이디어를 기재한다.

- 5분이 지나면 다음 좌측으로 종이를 이동시키고 3의 A, B, C에 2칸의 아이

디어보다 발전되거나 독창적인 아이디어를 기재한다.

(라) 책상주위에 앉는다. 옆 사람에게 종이를 건넬 수 있도록 책상주위에 앉는다.

(마) 30분이 1라운드가 된다. 시간은 30분이 소요되고(5분 × 6명 = 30분) 아 이디어의 수는 3가지 × 6명 = 18가지 도출된다. 30분마다 18개의 아이디 어가 도출된다.

(바) 최종적으로 평가 후 정리한다. 모든 그룹이 끝나면 각자 기재한 내용을 평 가하고 그중에서 좋은 아이디어를 각자 3개 정도를 제출한다.

# Chapter 03

# 마인드맵의 이해와 활용

**1.** 마인드맵의 해석

**2.** 마인드맵 제작 기법

**3.** 마인드맵 100% 활용

Well done is better than well said.
실천이 말보다 낫다.
-벤자민 프랭클린

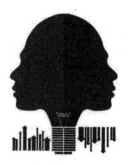

Creative problem solving technique

Chapter **03** | 제 3장 | 마인드맵의 이해와 활용

# 1. 마인드맵의 해석

마인드맵은 창의적 아이디어를 체계화하고 간결화 함으로서 사고의 성과를 촉진시키는 방법이다. 창의성의 인지적 요소 중에서 기초적으로 사고를 촉진시킬 수 있는 기법이 마인드맵이다.

이 마인드맵 기법은 특정 교과 내용과 상관없이 사고력 신장을 위해 고안된 기법이다.

## 1. 마인드맵이란

창의적 사고력을 발휘하기 위한 방법으로서 마인드맵22) 기법이 이용되고 있다. 마인드맵은 일반적으로 창조력과 상상력 그리고 상상의 연상과 유연성을 결합시키는 모든 기술을 활용하기 때문에 창조적 사고와 이상적으로 조화를 이룬다.

---

22) 마인드맵은 1970년대 초 영국의 심리학자 토니 부잔(Tony Buzan)이 창안한 사고력 중심의 두뇌 개발 프로그램이다. 자신의 생각을 종이 위에 두뇌의 기능적인 특성을 최대한 수용하여 마음껏 쓰는 혁명적인 방법.

마인드맵은 아주 간단한 방법으로 사고의 영역을 한 눈에 살펴 볼 수 있는 기법이다. 그리고 마인드맵은 창조적 사고의 전 과정을 외형상으로 분명히 명시한다는 특징을 갖고 있다.

마인드맵은 강력한 그래픽 기술이다. 정중앙에 메인 주제를 쓰고 사방으로 가지를 벋어 나가듯이 아이디어를 2차원으로 표현해 나간다. 색을 다양하게 사용하여 중요한 아이디어를 눈에 띄도록 한다. 손으로 직접 그릴 때에는 그림을 그려 넣는 등 다채롭게 표현할 수 있다. 매핑 기법을 활용 문제에 다가갈 경우 드로잉 능력에 관계가 없이 아이디어를 제안해 낼 수 있는 장점이 있다.

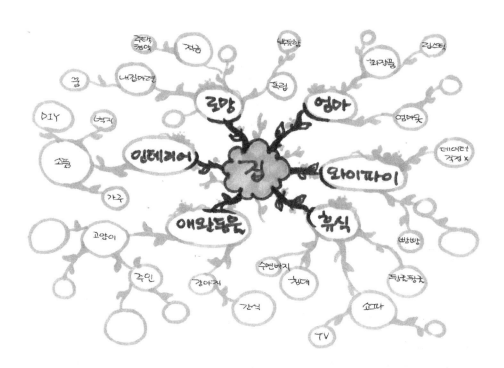

단어로 표현된 마인드맵

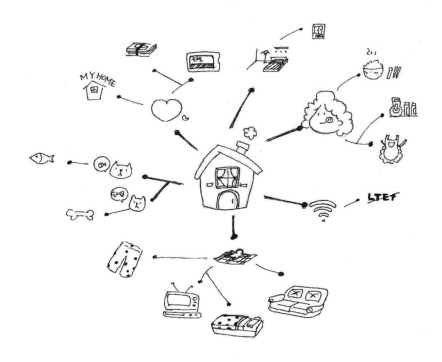

그림으로 표현된 마인드맵

## 2. 마인드맵의 특징

중심 이미지에서 구체화된 중심어(주제)를 놓고 이 중심 이미지에서 나뭇가지처럼 여러 가닥으로 벋어 나가게 된다. 여기서 가지들이 상호 결합된 선상에 핵심 이미지와 핵심어가 놓이게 된다. 핵심어는 용지의 중앙에 있고 생각은 자유롭게, 핵심어로 생각을 표현하고, 하나의 핵심어에 하나의 선을 부여하며, 핵심어들은 선으로 중앙의 중심어로 연결한다. 이미지와 상징적 기호를 사용하여 생각 강조, 두뇌가 다른 연결을 만들어 내도록 자극한다.

마인드뱁은 새로운 생각과 과거의 생각과의 결합 및 특이한 요소들 간의 결합, 이전 개념들의 재배열과 연결, 거꾸로 바꾸는 능력, 다른 색상, 다른 모양, 입체를 확대하는 능력, 개념적 입장의 조절과 감정 및 오감에 호소하는 물체에 반응하는 능력, 그리고 교환 가능한 모양과 기호의 사용 능력이라 할 수 있다. 이렇듯 모든 능력을 정밀하고 질서정연하게 외부로, 즉 시각적으로 표현한 것이 바로 마인드맵이다. 마인드맵은 창의적 사고의 전 과정을 외형상으로 분명히 명시하는 것이 특징이다.

① 문제나 정보의 중심어나 중심이미지는 용지의 중앙에 온다.

② 생각은 판단에 얽매이지 않고 자유롭게 흐르게 한다.

③ 핵심어로 생각을 표현한다.

④ 하나의 핵심어에 하나의 선을 부여한다.

⑤ 핵심어들은 선으로 중앙의 중심어와 연결된다.

⑥ 색상을 이용해서 생각을 강조한다.

⑦ 이미지와 상징적 기호를 사용해서 생각을 강조하고 두뇌가 다른 연결을 만들어내도록 자극한다.

마인드맵의 학습효과는 방사형 사고 학습(Radiant Mind), 창의력 배양 학습(Creative Mind), 사고의 유연성 확대(Flexible Mind), 전뇌 발달(Harmony Mind), 열린 학습(Open Mind)을 가져 올 수 있다.

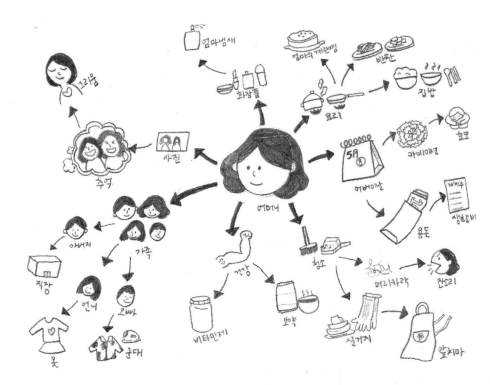

이미지와 핵심 단어를 혼용한 경우

## 3. 마인드맵의 목적

창의적 사고에 있어서 마인드맵의 목적은 첫째, 주제와 관련된 모든 창의적 기능성을 탐구하는 것이 되며 둘째, 주제에 대하여 과거의 개념을 정리하여 새로운 창의적 사고를 창출하는 기회의 제공하는데 있다. 셋째, 과거의 사고가 재구성될 수 있는 새로운 환경을 조성하고 창의적인 사고가 지속될 수 있도록 한다. 넷째, 순간적인 통찰력의 포착 및 개발과 창의적인 계획 수립에 있다.

마인드맵의 특성에는 창의력과 상상력, 연상결합과 유연성을 통합하는 다양한 기술을 활용하기 때문에 창의적 사고와 이상적인 조화를 꾀할 수 있다.

마인드맵의 용도는 거의 무한하다고 할 수 있다. 정보나 조직적인 구성을 요하는 과정 어디에서든지 마인드맵을 유용하게 쓰일 수 있다. 글짓기, 프로젝트 구성, 브레인스토밍, 회의, 일과표 작성, 발표지도, 필기, 독서지도, 생활지도, 보고서 작성 등 그 용도는 매우 다양하다.

## 4. 마인드맵의 법칙과 장점

### 1) 마인드맵의 법칙

마인드맵 법칙은 정신적인 자유를 제한하려는 것이 아니라 오히려 그것을 증대시키기 위해 고안된 것이다. 질서와 엄격, 자유와 혼돈의 의미에 혼란을 일으키지 않는 것이 중요하다. 질서가 딱딱하고 구속적이라는 부정적인 용어로 인식되는 경우가 있다. 그리고 자유는 혼돈과 구조가 결여되어 있는 무질서로 오인되기도 한다. 마인드맵 법칙은 이 용어들을 정확하게 구별할 수 있도록 도와준다.

### 2) 마인드맵의 장점

창조적 사고의 기술을 무의식으로 사용하여 마인드맵 사용자가 동시에 많은 요소들을 볼 수 있게 해서 창조적인 연상결합과 통찰력의 가능성을 높여 준다. 새로운 통찰력을 얻을 수 있는 가능성을 높여 주는 사고방식이 장점이다. 여기에 재미와 유머를 더해 창조적 상상의 기회를 제공하며 인큐베이션 과정을 새로운 생각의 창조 가능성을 증대시킨다.

① 무언가에 대해 생각하는 것이 고역이 아닌 즐거움이 된다.

② 두뇌의 활동 조직성 및 효율성을 자연스럽게 향상시킴으로 기억력, 회상력, 창조성, 집중력, 독창성이 자연스럽게 향상된다.

③ 논리적 분석력 발달을 가져다준다.

④ 많은 내용을 보다 빨리 쉽게 이해 할 수 있다.

# 2. 마인드맵 제작 기법

SECTION 01 〉〉
1. 마인드맵 작업 시 고려사항
2. 마인드맵 배열

## 1. 마인드맵 작업 시 고려사항

첫째, 강조기법을 이용한다. 항상 중심 이미지를 사용한다. 마인드맵의 처음부터 끝까지 이미지를 사용한다. 이미지를 입체화 한다. 여러 가지 감각의 혼합하는 공감각을 이용한다. 활자, 선, 이미지의 크기를 다양하게 변화시킨다. 공간을 조직적으로 활용한다. 공간을 적절하게 활용한다.

둘째, 연상결합 기법을 사용한다. 마인드맵의 상의 각 부분을 서로 연결시킬 때는 화살표를 이용한다. 색상과 기호를 사용 할 수 있다.

셋째, 명료화 기법을 사용한다. 하나의 선에는 하나의 핵심 단어만을 쓴다. 모든 단어를 활자화 한다. 선 위에 중심 단어를 기록한다. 선들을 서로 연결한다. 중심선은 진하게 표시한다. 외곽선을 그어서 경계를 표시한다. 가능하면 이지미를 선명하게 만든다. 용지는 수평으로 배치한다. 가능하면 글씨는 똑바로 세워서 쓴다.

넷째, 자신에게 알맞은 마인드맵 스타일을 개발한다.

1) 강조 기법

강조는 기억과 창조력을 향상시키는 주요 요소 중의 하나이다. 강조에 사용되는 모든 기법은 연상기법에서도 사용될 수 있고, 강조 기법에 이용될 수도 있다.

① 항상 중심 이미지를 사용한다. 이미지는 자동적으로 눈과 두뇌를 집중시킨다. 그것은 수많은 연상 체들을 통합하고 놀랄 정도로 효과적으로 기억을 도와준다. 이미지는 여러 면에서 사람의 시선을 끌고, 주의를 집중시킨다.

② 마인드맵의 처음부터 끝까지 이미지를 사용한다. 시각적 대뇌피질(大腦-質)[23] 기능과 언어적 (大腦-質) 기능 둘 다를 균등하게 자극해서 시각적 인식력을 향상시킬 수 있다.

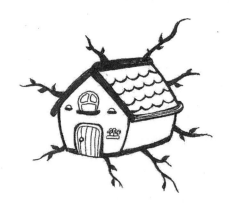

핵심 키워드 〈집〉 이미지 표현 사례

예를 들어 그림을 못 그리면 어떻게 하나 하는 두려움은 접어두고, 나비를 그린다면 첫 이미지는 만족스럽지 못할 것이고 어떤 경우에는 완전히 실패할지도 모른다. 그러나 다음 번 나비를 볼 때는 그것을 기억하고 복사하기 위해서 더욱 가까이서 나비를 보고 싶어 할 것이다. 그러므로 마인드맵에서 이미지를 사용함으로써 실물에 좀 더 분명하게 초점을 집중시킬 수 있고 실물 묘사 능력을 향상시

---

23) 신경 세포체가 모여 있으며, 감각을 종합하고, 의지적인 운동 및 고도의 지적 기능을 담당

키기 위해서 노력할 것이다.

③ 각 중심 이미지 마다 3개 내지 4개의 색상을 사용한다. 색상은 기억력과 창조력을 자극해서 단색의 단조로움에서 벗어날 수 있도록 한다. 색상은 이미지에 생명을 불어넣고 이미지를 더욱 매력적으로 만든다.

④ 이미지를 입체화 한다. 입체화는 사물을 주변과 두드러지게 해서 눈에 띄게 한다. 눈에 띄는 것은 무엇이든지 쉽게 기억되고 쉽게 커뮤니케이션이 이루어진다. 마인드맵에 있어서 가장 중요한 이미지는 3차원적으로 그려지거나 기록되어서 강조될 수 있다.

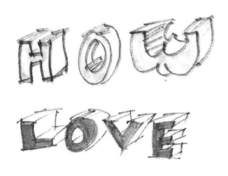

이미지 입체화 사례

⑤ 공감각(여러 가지 감각의 혼합)을 이용한다. 가능하면 마인드맵에다 시각 · 후각 · 청각 · 미각 · 촉각 · 근운동 감각과 관련된 어휘 이미지를 포함시켜야 한다. 이 기법은 유명한 작가들이나 시인들 그리고 수많은 기억기술 (記憶技術)을 연구하는 사람들이 많이 사용하고 있다.

⑥ 활자, 선, 이미지의 크기를 다양하게 변화시킨다. 크기를 다양하게 변화시키는 것은 단계별 분류에서 중요성을 비교하기에 가장 좋은 방법이다. 크기가 클수록 중요도도 커지고 따라서 기억에서 되살아 날 가능성도 높다.

⑦ 조직화된 공간을 활용한다. 공간을 조직화하면 이미지가 더욱 명료해 진다. 단계별 분류와 범주화에도 도움이 될 뿐만 아니라 마인드맵을 열린 상태로 두어 더 많은 이미지를 받아들일 수 있게 하며 심미적인 즐거움도 준다.

⑧ 공간을 적절하게 이용한다. 각 단어의 주변에 남겨진 적당한 공간은 마인드맵에 순서와 구조를 부여한다. 단어 사이의 공간은 단어만큼이나 중요할 수 있다. 음악에서 음은 침묵과 조화를 이루도록 배치하는 것과 같다.


2) 연상결합 기법


연상결합은 기억과 창조력 향상에 있어서 중요한 요소이다. 연상결합은 우리의 두뇌가 육체적인 경험을 지각하기 위해서 사용하는 통합 장치이고 기억과 이해를 돕는 열쇠이다. 중심 이미지와 기초 질서를 이루는 생각들을 구축하고 나면 연상결합 능력 주제를 깊이 있게 다루도록 두뇌를 유도한다.


① 나뭇가지 패턴 내에서 그리고 나뭇가지 패턴을 가로 질러서 연결시키고자 할 때는 화살표를 이용한다. 화살표는 시선을 유도해서 마인드맵의 한 부분과 다른 부분을 연결해 준다. 화살표는 한 방향으로만 갈 수 있고 여러 방향으로 향할 수도 있다.

② 색상을 이용한다. 색상도 기억력과 창조력을 강화시키는 가장 강력한 도구 중의 하나이다. 마인드맵에서 특정한 기호나 부분을 나타낼 때 특정한 색상을 이용하는 것은 정보를 쉽게 접근할 수 있게 하고 기억력을 향상시키며 많은 양과 방대한 범위의 창조적 생각을 창출해 낼 수 있게 한다.

③ 기호를 이용한다. 기호는 아무리 멀리 떨어진 페이지에 있다 하더라도 마인드맵의 서로 다른 부분들을 즉시 연결시켜 준다. 이 기호들은 점ㆍ십자ㆍ원ㆍ삼각형ㆍ밑줄 등의 형태를 취할 수 있다. 기호를 이용하면 시간이 절약된다.

예를 들어 자신의 노트에 자주 등장하는 사람들, 물건, 성분, 과정 등은 간단한 기호로 나타낼 수 있다. 기호는 색상·상징·모양·이미지 등을 간단하게 적용시킴으로써 범주화된 단계별 분류를 보강하고 강화시킬 수 있다.

3) 명료화 기법

모호성은 지각을 흐리게 한다. 노트를 휘갈겨 쓰면 기억에 도움이 되기보다는 오히려 방해가 되는 것과 같다.

① 하나의 선에는 하나의 핵심 단어만 쓴다. 하나의 단어에서 수천 개의 연상결합이 가능하다. 하나의 선에 하나의 단어만을 배치하는 것은 팔다리에 또 하나의 팔다리를 결합시키는 것처럼 자유로운 연상결합을 일으킨다. 그러면 중요한 구절은 결코 분실하지 않는다.

② 모든 단어를 활자화한다. 인쇄된 글자는 더욱 분명한 형태를 지니고 그 글자를 마음에 새겨 훨씬 수월해 진다. 활자화 하려면 시간이 소요되기는 하지만 창조적인 연상 결합과 회상이 신속하게 이루어짐으로써 시간을 효율적으로 사용할 수 있다.

③ 선위에 중심단어를 기록한다. 단어가 '살'이라면 선은 '뼈'에 해당한다. 선은 명료성과 회상력을 향상 시키는 구조와 깔끔한 느낌을 준다. 또한 선을 이용하면 부가적인 사항을 덧붙이거나 연상시키기가 쉬워진다.

④ 단어 길이와 똑 같은 길이의 선을 긋는다. 단어 길이만큼 선을 그으면 단어들을 서로에게 가까이 배치할 수 있으므로 연상결합이 쉽게 이루어진다. 또한 공간을 절약할 수 있으므로 마인드맵에 더 많은 정보를 포함시킬 수 있다.

⑤ 선들을 서로 연결한다. 마인드맵에서 연결되어 있는 선들은 마음에서 일어나는 생각들을 연결시킬 수 있게 한다. 선은 화살표·곡선·고리·원형·타원형·삼각형·다면체 등 우리의 두뇌가 만들어 낼 수 있는 모든 형태로 변형될 수 있다.

⑥ 중심선을 진하게 표시한다. 중심선을 진하게 그리면 강조가 되어 중심 생각의 중요성이 즉시 두뇌에 전달된다.

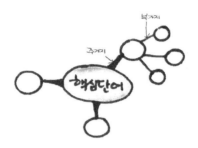

핵심단어와 주가지 및 부가지 연결 이미지

⑦ 가지처럼 뻗어 있는 외곽선을 둘러싸는 경계선을 표시한다. 완성된 마인드맵 가지의 외곽선을 빙 둘러 싸도록 경계선을 그어주면 그 가지의 독특한 모양을 분명히 해 준다. 이 독특한 형태는 그 가지 속에 들어있는 정보에 대한 기억을 촉진시킨다. 이런 형태는 놀랄 정도로 회상능력을 강화시켜 주는 '살아 움직이는 그림'이 될 수 있다.

⑧ 가능하면 명료한 이미지를 만든다. 외형상으로 보기에 선명하면 내적인 사고를 명료하게 해 준다. 명료한 마인드맵은 한 층 더 질서정연하고 멋지고 매력적일 것이다.

⑨ 용지를 수평으로 배치한다. 풍경화처럼 수평으로 구성하면 초상화 같은 수직적인 배열보다 마인드맵을 형성하기에 훨씬 더 자유롭고 더 많은 공간적 여유가 생긴다.

수평적 구조의 마인드맵은 읽기에도 쉽다. 경험이 부족한 마인드맵 사용자는 종종 용지를 회전시킬 때 몸과 펜을 같은 위치에 유지시키는데 이렇게 하면 제작과정에서는 문제가 발생하지 않지만 마인드맵을 다시 읽어 볼 때는 몸의 뒤틀림이 요구된다.

⑩ 가능하면 글씨체를 똑바로 세운다. 수직 글씨체는 표현된 사고에 두뇌가 쉽게
접근하게 된다. 이것은 선의 각도에서도 마찬가지다. 선을 가능하면 수평으로
유지시킨다면 마인드맵은 읽기가 훨씬 편리하다.


**4) 자신에게 맞은 마인드맵 스타일 개발**


마인드맵은 눈과 손의 공동 작업을 향상시키고 시각적인 기술을 개발하고 정련시
킬 수 있는 이상적인 기회를 제공한다. 이미 개발되어 있는 이미지 작업 기술은
통해 마인드맵을 예술의 영역으로 끌어들이는 데 사용될 수 있다. 그러나 인간은
개개인마다 매우 독특한 개성을 가지고 있다. 마인드맵도 각 개인의 두뇌에서의
독특한 네트워크와 사고 패턴을 반영해야 한다.

자신에게 어울리는 마인드맵 스타일을 개발하는 데 있어서는 이미지 · 생상 · 입체
적 공간에 관한 참고 원칙들을 이용하는 것이 도움 된다. 마인드맵이 이것을 많
이 반영할수록 우리의 두뇌가 그것을 인식하는 능력도 향상될 것이다.


## 2. 마인드맵 배열


**1) 단계별 분류**

단계별 분류는 기초 질서를 이루는 생각들의 형태에서 동일한 성질을 가진 부류
나 단계별 범위 화는 두뇌 능력의 확장, 강화에 상당히 도움이 된다.


**2) 번호 매김**

연설이나 수필 또는 시험답안 등의 특수한 목적을 위해서 마인드맵을 사용하고

있다면 자신의 생각들을 일정한 순서대로, 즉 연대기 순이나 아니면 중요도에 따라 전달하고 싶을 것이다. 이렇게 하기 위해서는 원하는 순서대로 간단하게 가지에다 번호를 매기거나 필요하다면 각 가지에다 적당한 시간을 할당하거나 강조를 할 수 있다. 순서를 정하는 것은 좀 더 논리적인 사로로 이끌어 줄 것이다.

☞ worksheet 아래의 문장을 마인드맵으로 작성해 봅시다.

① 저희 아버지께서는 1950년 10월 10일 경기도용인에서 태어나셨습니다.

② 어릴 때에는 개구쟁이셨지만 총명하셨습니다. 초등학교 때에는 반장을 맡으셨고, 중학교 때에는 농구를 잘해서 학교 대표로 뽑히셨으며, 고등학교 때에는 봉사활동과 교회에서 주일학교 선생님을 지내셨습니다.

③ 결혼을 하신 후, 내가 태어나던 날 밤 내내 병원에서 지켜보시고 아들을 낳은 것을 무척 기뻐하셨다고 합니다.

④ 지금은 조그만 식당을 운영하시며, 동네 농구 동아리에서 활동하고 계십니다.

⑤ 앞으로 연세가 드시면 고향으로 돌아가 농사를 지으며 사시겠다고 합니다.

-1단계(중심 이미지 그리기)

위의 글의 주제 또는 제목을 뜻하는 핵심어를 찾아 이미지로 종이의 중심에 그린다.(아버지)

-2단계(주 가지를 그린다)

위의 글을 중심 문장(또는 보조 문장)으로 나눈다. 위의 글 ①~⑤에서 각 문단의 중심 말을 찾아 단어 또는 이미지로 올려놓는다.

-3단계(부 가지를 그린다)

①~⑤의 각 문장에서 중심 구문이나 구별되는 내용을 나누어 부가지의 내용

으로 분류한다.

-4단계(세부가지를 그린다)

부가지의 내용에서 중심 구문이나 구별되는 내용을 나누어 세부가지 내용으로 분류한다.

-5단계 - 더 자세한 사항을 첨가해서 마인드맵을 완성한다.

마인드맵 그리기

# 3. 마인드맵 100% 활용

SECTION 01 >>
1. 마인드맵의 3A
2. 마인드맵 제작 시 주의사항
3. 마인드맵을 위한 사전학습

## 1. 마인드맵의 3A[24]

고대의 동구 문화권에서 학교 선생님들은 신입생이 들어오면 전통적으로 3가지 기본적인 사항을 지키도록 지시했다. '모방하라', '종합하라', '초월하라' 이 세 가지의 지시사항은 하나하나가 특유한 학문적 단계로서의 특징을 지니고 있다.

학습의 첫 번째 단계로 '모방하라'는 학생들은 선생님이 가르치는 대로 따라하고 필요하다면 선생님에게 요청해야 한다는 뜻이 있다. 즉 선생님과 뜻이 다른 질문사항이 있으면 노트를 해 두었다가 다음 학습단계에서 질문해야 한다.

'종합하라'는 학습의 두 번째 단계로서 기본적인 기술을 배운 학생들은 적절한 질문을 함으로써 정보를 통합한다. 이 단계에서 학생들은 분석하고 창조하는 작업에서 선생님을 도와준다. 세 번째 단계로 '초월하라'는. 선생님이 가르칠 수 있는 모든 것을 철저히 배운 후 학생들은 계속해서 정신적 진보를 이룬다.

이 단계에서 학생들은 분석하고 창조하는 작업에서 선생님을 도와준다. '받아들여라. 적용시켜라, 개작하라'가 마인드맵의 3A다.[25]

---

24) 마인드맵의 3A (Accept: 주어진 모델 보강, Apply: 최소한 100번 연습, Adapt: 리메이크)

1) 받아들인다.

마인드맵의 1단계로서 자신의 정신적 한계에 대해 가지고 있는 모든 선입관을 버리고 마인드맵의 법칙을 정확하게 지키고 할 수 있는 한 정확하게 주어진 모델을 모방해야 한다.

2) 적용시킨다.

마인드맵의 2단계로서 기본적인 훈련이 완성되는 단계이다. 마인드맵의 법칙과 장점을 잘 적용시켜서 각자에게 맞는 매핑 스타일을 개발해야 한다. 마인드맵이 완전히 자연스럽게 사고를 구성했다는 느낌이 들 때까지 연습해 보고 난 다음 마인드맵의 형태를 바꾸어서 실험하는 단계이다.

3) 개작한다.

마인드맵 기술의 지속적인 개발을 의미한다. 순수 마인드맵을 몇 백 개 연습해 보고 난 다음 마인드맵의 형태를 바꾸어서 실험하는 단계이다.

---

25) 토니부잔, 마인드맵의 정의

## 2. 마인드맵 제작 시 주의사항

마인드맵 제작 시의 주의사항은 사고 흐름에 자유를 주고 두뇌와 신체에 가장 적합한 환경을 제공해 주기 위한 것이다.

### 1) 정신적 장애 극복

① 내용이 없이 빈 선을 덧붙인다. 일시적인 장애에 대항하려면 계속되는 마인드맵에 하나 혹은 여러 개의 선을 덧붙여 준다. 이렇게 하면 완성되지 않은 채로 남겨진 것을 완성하도록 두뇌에 자극을 주게 될 것이고 그러면 무한한 연상결합 능력을 이끌어 낼 수 있다.

② 질문을 한다. 질문은 두뇌가 지식의 네트워크를 형성하기 위해 사용하는 주요한 수단이다. 적절한 질문으로 두뇌를 자극하면 장애를 극복하는 데 도움이 되는 반응을 얻어 낼 수 있다.

③ 이미지를 첨가한다. 마인드맵에 이미지를 더해주면 연상결합 능력과 회상능력을 향상시킬 수 있는 가능성이 커진다.

④ 무한한 연상결합 능력을 항상 의식한다. 이것은 항상 의식하고 있으면 습관적인 제약과 억압에서 두뇌를 해방시킬 수 있다.

정신적 장애 극복하기 위해서는 다음의 두 가지를 연습해 보는 것이 매우 도움이 된다. 첫째, 자신이 기억하고 있는 자료 중 하나를 선택해서 그것을 순서 없이 되는대로 선택한 물체와 논리적으로 연결시켜 본다. 둘째, 마인드맵 중에서 어떤 부분을 취해서 그것을 새로운 마인드맵의 중심으로 삼는다. 정신적인 흐름이 다시 계속되도록 빠른 속도로 연상 결합해 낸다.

2) 마인드맵을 강화

① 자신의 마인드맵을 복습한다. 복습을 하고 난 후의 기억력은 일정한 시간 곡선에 따라서 바뀐다는 연구조사가 있다. 혹시 시험이나 특별한 프로젝트를 위해서 마인드맵을 적극적으로 또는 그 반대로 소극적으로 기억할 필요가 있다면, 어느 시간대에 그것을 복습할 것인지 계획을 세워야 한다. 이렇게 하면 어떤 부분을 정리 수정할 수 있고 혹시 빠뜨렸을지도 모르는 부분을 채워 넣을 수도 있다. 특별히 중요한 것을 서로 결합시켜서 보강할 수도 있다. 1시간 동안 학습을 하고 난 다음에는 다음에 제시한 시간 간격으로 복습을 하는 것이 이상적이다.

-10~20분 후에

-하루가 경과한 후

-일주일 후에

-한 달 후에

-석 달 후에

-6개월 후에

② 마인드맵을 재빨리 검토한다. 마인드맵을 복습하는 과정에서는 원래의 마인드맵에서 회상 해 낼 수 있는 모든 것을 빠른 속도로 몇 분 이내에 요약 해 내야 한다. 새로운 마인드맵을 만드는 것은 사실상은 자신의 기억을 재창조하고 새롭게 하는 것이며, 창조력과 기억력은 동전의 양면이라는 것을 보여 주는 것이다. 원래의 마인드맵을 단순히 검토하기만 한다면 두뇌는 이미 행해진 것을 인식하기 위해서 마인드맵의 외적인 자극에 계속해서 의존하게 되지만 새로운 마인드맵을 작성하면 외적인 자극 없이도 회상해 낼 수 있는 모든 것을 복습할 수 있다. 그리고는 그 결과를 원래의 마인드맵과 비교해서 잘못된 부분이나 일치하지 않는 부분, 혹은 빠뜨린 부분을 조정할 수 있다.

3) 마인드맵 제작을 위한 여건

마인드맵을 잘 활용하기 위해서는 마인드맵을 창조할 수 있는 정신적, 육체적으로 이상적인 여건을 마련할 필요가 있다.

① 적극적인 정신적인 자세를 갖춘다. 적극적인 정신자세는 마음을 개방시켜서 연결시킬 수 있는 가능성을 높여주고 신체의 긴장을 풀어주고 지각력을 향상시키고 긍정적인 결과에 대한 보편적인 기대감을 갖게 한다.

② 주변의 이미지를 모방한다. 할 수만 있다면 다른 사람의 마인드맵이나 이미지, 예술작품들을 모방해야 한다. 이렇게 하는 이유는 우리의 두뇌는 모방을 통해 학습하고 모방한 것으로부터 새로운 이미지나 개념을 창조해 내도록 고안되어 있기 때문이다.

③ 마인드맵에 전념한다. 많은 사람들이 마인드맵이 기대에 미치지 못하면 불한해하거나 좌절한다. 이런 경우에는 선입견을 가지지 말고 기분을 쇄신시켜 마인드맵을 분석해서 지속적으로 발전시켜 나간다.

④ 불합리한 것에 몰두한다. 초기의 창조적 단계에서는 '불합리' 하거나 '어리석'은 생각들을 빠뜨리지 말고 기록해 두어서 그것으로부터 다른 생각들이 흘러나오도록 유도해야 한다. 이것은 불합리하거나 어리석어 보이는 것들이 대개는 정상적이고 보통의 것들과는 거리가 먼 생각들이기 때문이다. 분명히 정상적인 기준에서 벗어나는 이런 생각들이 종종 위대한 비약적 발전을 이루거나 새로운 전형적 모범으로 발전하는 경우가 있다.

⑤ 마인드맵을 가능한 한 아름답게 장식한다. 두뇌는 본질적으로 아름다움과 조화를 잘 이루는 성질이 있다. 그러므로 마인드맵이 아름다울수록 더 많은 것을 창조하고 기억할 수 있다.

⑥ 자료를 준비한다. 잠재의식 속에서 우리는 어떤 감각이 얼마나 매력적이냐에 따라서 그 감각을 받아들이기도 하고 끊어 버리기도 한다. 할 수 있다면 최고

품질의 용지와 펜, 색연필, 서류정리용 도구들을 준비한다. 그러면 이 도구들에 매료되어서 그것들을 사용하고 싶은 욕구를 느끼게 될 것이다.

⑦ 작업환경을 마련한다. 자료와 마찬가지로 작업환경에 다라 소극적이고 애매모호한 반응을 유발할 수도 있고, 적극적인 반응을 불러일으킬 수도 있다. 그러므로 최상의 심리상태를 유지하기 위해서는 쾌적하고 안락한 환경을 만들어야 한다.

-적정 실내온도를 유지한다.

-가능하면 자연광을 이용한다.

-신선한 공기를 충분히 들이 마신다.

-가구를 적절하게 배치한다.

-쾌적한 주위환경을 조성한다. 적당한 음악을 듣거나 또는 원한다면 조용한 분위기에 작업한다.

4) 빠지기 쉬운 함정

마인드맵 사용자들이 흔히 빠지기 쉬운 4가지 주요 함정이 있다. 실제로 마인드맵이 아닌 마인드맵, 단어보다 구가 더 의미 있다는 생각. 너절하고 혼란스러운 마인드맵은 좋지 않다는 생각, 자신의 마인드맵에 소극적인 감정적 반응이다. 이 4가지 위험 요소들은 명심한다면 좋은 마인드맵을 만들 수 있다.

(1) 실제로 마인드맵이 아닌 마인드맵

아래 그림 A의 도형들은 마인드맵의 모든 규칙들을 완전히 흡수하지 못한 마인드맵이다. 초보자들에 의해 만들어진 것이다. 모두 마인드맵처럼 보이고 마인드맵에 기본적인 원리에 충실한 것처럼 보인다. 그러나 많은 차이점이 있다.

두 개의 유형이 전개됨에 따라서 그 구조는 상당히 체계적이지 못하고 단조로워지고 있다. 더군다나 생각도 같은 수준으로 줄어들고 생각들은 분리된다. 명료성에만 치중하다 보니 강조와 연상결합 원리가 무시되었고 질서와 구조면에서 발전한 것처럼 보이는 것도 사실은 단조로움과 혼란만을 초래했을 뿐이다.

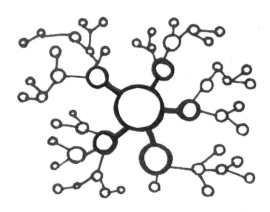

그림 A 마인드맵이 아닌 사례

마인드맵 형태

(2) 단어보다 어구(語句)가 더 의미 있다는 생각

단어를 어구가 아닌 개별적인 것으로 조합하는 마인드맵 규칙은 자신의 내적, 외적 환경 모두를 좀 더 선명하고 현실적으로 보게 하고 그러므로 해서 자신에게 좀 더 '솔직' 하도록 유도한다. 마인드맵에서 독립된 개개인의 단어들을 사용함으로써 자신의 내적, 외적 환경을 좀 더 명료하게 좀 더 현실적으로 직시할 수 있다. 또한 균형을 잡아줌으로써 어떤 주제의 '다른 면' 을 볼 수 있게 해준다. 특히 모든 선택사항에 마음을 열어두기 때문에 문제해결과 창조적인 사고에 도움이 된다.

(3) 너절하고 혼란스러운 맵은 좋지 않다는 생각

시간이 부족하거나 다소 혼란스러운 강의를 듣고 있을 때 너절하고 뒤죽박죽인 듯 보이는 마인드맵이 만들어지기 쉽다. 그렇다고 해서 이런 마인드맵이 '좋지 않다' 는 뜻은 아니다. 그것은 단순히 그 시간 자신의 마음상태나 마음이 받아들이고 있는 정보를 반영하는 것이다. '너절해 보이는' 마인드맵에는 명료성과 아름다움은 부족하지만 마인드맵을 작성하는 그 순간의 정신적 과정에 대한 정확한 기록이 될 수 있다.

(4) 자신의 마인드맵에 소극적인 감정적 반응

마인드맵에 대한 '첫 번째 시도'를 곧장 '마지막'으로 몰고 가버리는 경우가 있다. 자신이 만든 마인드맵에 실망하거나 좌절감을 느끼게 된다면 이것은 이제 최초의 도안에 불과한 것이고 많은 개정작업을 거친 후에야 완성된 모습을 보여준다는 사실을 자신에게 인식시켜야 한다.

## 3. 마인드맵을 위한 사전 학습

1) 약화(略畵)[26] 그리기

① 구체적 사물에 대한 약화 그리기 연습

　(텔레비전, 전화기, 연필, 학교, 가방)

② 추상적 낱말에 대한 약화그리기 연습

　(사랑, 미움, 행복, 만남, 이별)

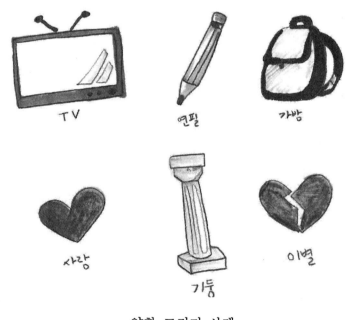

약화 그리기 사례

---

26) 사물을 직접 취재하거나 기억을 더듬어서 간략하게 그린 그림

③ 그림일기, 그림 편지 쓰기

(약화를 사용하여 그림일기나 그림 편지를 쓰는 연습)

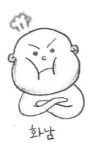

화남

그림일기 〈나의 감점 표현하기〉 사례

④ 제목 정하기 및 대표하는 말 쓰기

(각 나열된 단어들 사이의 공통점을 찾아 하나로 묶을 수 있는 낱말을 생각해 내는 연습)

(1) 가을, 김밥, 운동, 축제 :

(2) 송편, 달맞이, 한복, 성묘 :

(3) 긴장, 초조, 연필, 점수, 회초리 :

(4) 케이크, 꽃, 선물, 축하, 맛있는 음식 :

(5) 개나리, 진달래, 아지랑이, 꽃, 새싹 :

⑤ 단어 묶기

나열된 단어들을 상위 개념과 하위 개념으로 분류하여 묶을 수 있는 제목을 정하는 연습

(1) 팬티, 블라우스, 넥타이, 바지, 치마, 훈련복

   (2) 새싹, 수영, 나비, 낙엽, 눈, 바람, 단풍, 나비, 아이스크림

   (3) 노래 부르기, 김밥, 사이다, 수건돌리기, 보물찾기, 과자

   (4) 어머니, 누나, 오빠, 할아버지, 아버지, 할머니


⑥ 핵심 단어 찾기

주어진 문장 속에서 핵심 단어를 찾아내는 연습

 가. 김치는 우리고유의 발효식품이다.

 나. 개는 영리한 동물이다.

 다. 겨울은 몹시 춥다.

 라. 컴퓨터 게임은 언제나 재미있다.


⑦ 브레인스토밍

-한 단어에 연상되는 낱말을 되도록 많이 찾아내는 연습

 (학교, 사랑, 돈, 가정, 미인 등)


⑧ 미니 마인드맵

 가.  한 단어에 생각나는 단어 10개 적기 연습

 나.  단어 대신 그림으로 10개의 이미지를 나타내는 연습

☞ **worksheet** 환경오염의 해결 방법에 대한 마인드맵 만들어 보기 사례

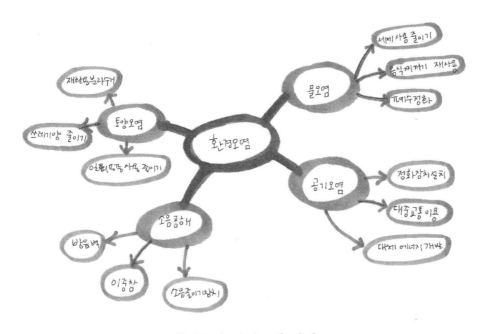

환경오염 마인드맵 사례

2) 이미지 연결하기

① 중심 이미지 표현

먼저 나타내고자 하는 주제를 종이 중앙에 함축적으로 나타낸다. 중심이미지는 함축적인 단어, 상징화한 그림이나 기호, 약화, 일러스트, 만화, 사진 등으로 나타내고 채색을 하여, 주제를 가장 효과적으로 시각화하면서 상상력을 자극할 수 있도록 한다.

② 주 가지

중심 이미지로부터 연결된 가지를 주 가지라 한다. 중심 이미지 쪽 주 가지는 굵

게 표시하고 그 위에는 핵심 단어만 쓴다. 그 이유는 너무 생각의 폭이 넓어져
생각의 혼란을 초래할 수도 있기 때문이다.

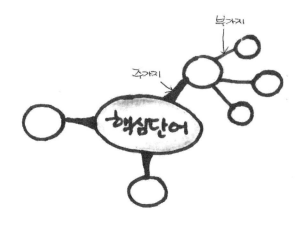

주 가지와 부가지 연결 사례

③ 부 가지

주가지로부터 연결된 가지를 부가지라 한다. 부 가지는 주가지보다 작고 가늘게
나타내며, 그 위에는 핵심 단어, 그림, 기호, 약화 등으로 표현해도 된다. 양쪽 뇌
의 기능을 사용함으로써 효과를 높이기 위함이다. 생각이 계속 이어짐에 따라 부
가지를 계속 그려나간다.


뇌는 인간의 행동을 통제할 뿐만 아니라 학습, 기억, 사고, 문제해결 등 정보처
리를 담당하고 있는 것은 신경 세포로 조직된 조직체이다. 마인드맵이란 두뇌에
저장된 사고를 복사하여 사고 과정을 재생하듯 표현하는 것이다. 이는 현재의 표
현 방식과는 다르게 전 뇌의 마음과 잠재력 즉 좌뇌 기능과 우뇌 기능을 철저하
게 파악한 후 이를 컴퓨터그래픽 기술처럼 표현하는 것으로 실제 생활의 여러 방
면에 적용 가능할 것이다.

마인드맵의 효과는 사고력과 창조력이 향상된다. 효과적인 내용 습득과 기억 능력을 증진시켜 준다. 지적인 흥미를 느끼며 성취감을 느낄 수 있고 사고력 중심의 전뇌개발이 증진된다. 학습하고자 하는 새로운 내용을 함께 그리고 보다 효과적으로 이해하는 능력이 생긴다. 핵심 주제를 정확하게 파악할 수 있다. 그림과 어휘를 사용하여 다양하고 풍요한 생각이 표출된다.

마인드맵을 학습에 적용함으로써 기억력, 창의력이 향상되고 발문과정에서 떠오르지 않는 개념을 보다 정확하게 파악 할 수 있다. 또한 중심 주제를 따라 연상기법으로 마인드맵을 작성한 결과 가르치기 위한 단원의 개념들이 의미 있게 관련되어서 통합됨을 관찰할 수 있었다. 교수-학습기술의 향상과 아동의 무한한 잠재력을 신장시켜 줌으로써 인간 활동의 소질과 적성에 따라 자기 나름대로의 개성을 향상시키는데 교육적 가치가 크다.

☞ **worksheet** 과제 자신의 욕구, 소망, 장기간의 목적을 더욱 깊이 통찰하기 위해서 마인드맵을 활용 자아를 분석 해 봅시다.

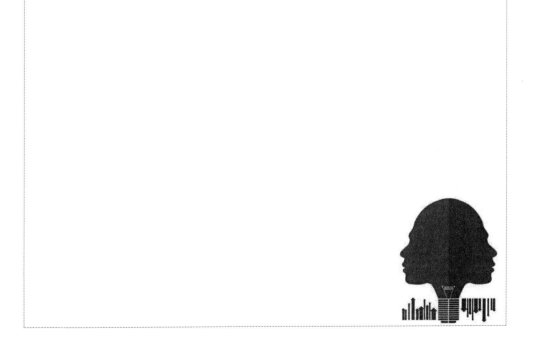

Creative problem solving technique

# Chapter 04

# 스캠퍼(SCAMPER)기법

**1.** 스캠퍼 기법 이해

**2.** 스캠퍼기법 활용하기

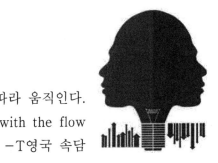

단지 죽은 물고기만이 물결을 따라 움직인다.
only dead fish go with the flow
−T영국 속담

Creative problem solving technique

Chapter **04** | 제 4장 | 스캠퍼 기법

# 1. 스캠퍼 기법 이해

## 1. 스캠퍼 기법

1) 스캠퍼 기법

스캠퍼 이론은 '새로운 모든 것은 이미 그 전에 존재하는 것에 조금 덧붙이거나 수정하는 것이다' 라는 명제에서 출발하고 로버트 에버얼이 제안하였다. 어떤 주제를 정하고 이것을 다른 무엇이가로 전환시킬 때 많이 사용하는 기법이다. 수많은 아이디어를 만들어낼 필요가 있거나 문제를 풀려고 할 때는 언제나 쓸모가 있다. 가만히 앉아서 머릿속에서 아이디어가 튀어나오기를 기다릴 필요 없이 아이디어가 나오도록 돕는 SCAMPER 질문을 사용 할 수 있다.

예를 들어 채취된 석유는 화학원료가 되고, 화학원료는 합성고무가 되고, 이것은 자동차 타이어가 된다. 채석된 광석은 금속이 되고, 금속은 철사가 되고, 철사는 자동차 부품이 된다는 논리다.

스캠퍼는 '체크리스트 법' 에 속하는 것으로 기존의 제품을 개조하여 신제품을 발명해 내는데 유용하게 활용되는 질문기법이다. 스캠퍼는 한 문제나 상황에 대한 다양한 시각들 중에서, 한 영역에 대해 스캠퍼는 여러 가지로 집중적으로 생

각해보고 차례로 나머지 부분들도 충분히 생각한 후에 아이디어를 서로 조합하거나 결합시켜서 가장 적합하거나 적절한 상황으로 문제를 해결하고자 하는 것이 목적이다.

원래 오스번(Osborn)은 아이디어를 고무시키는 약 75가지의 질문을 제시하고 이들을 9개로 정리하고 있다. "어떻게 우리가 단순화할 수 있을까? 어떤 조합을 이용할 수 있을까? 어떤 개조를 할 수 있을까?"와 같은 질문의 체크 목록을 포함하고 있다. 이를 다시 R.F.에베를레(Eberle)가 재구성하여 7가지 질문으로 구성하였다. SCAMPER란 7가지 질문에 있는 핵심 단어들의 첫 철자를 따서 기억하기에 편리하도록 만든 약어이다.

브레인스토밍이 사고의 제약 없이 다양한 안을 마음껏 도출하도록 하는데 비해, 스캠퍼는 사고의 영역을 일정하게 제시 해 다소 구체적인 안들이 나올 수 있도록 유도하는 아이디어 창출기법이며, 확산적 사고를 용이하게 하는데 사용될 수 있다.

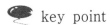 key point

*스캠퍼(SCAMPER)는 대치하기, 결합하기, 적용하기, 수정-확대-축소하기, 다른 용도로 사용하기, 제거하기, 재배치하기 단계에 따라 기존의 것을 개선하거나 새로운 것을 만들어 내는 데 유용한 아이디어 촉진 질문법*

2) 스캠퍼(SCAMPER)기법 질문

7개의 질문을 던지고 7개의 답을 찾아낸 뒤 실행 가능한 최적의 대안을 골라낸다. 업무에 적용할 때는 팀을 만들어 대안을 찾는 것이 중요한 포인트다. 사고의 출발점 또는 문제해결의 착안점을 미리 정해 놓고 그에 따라 다각적인 사고를 전개함으로써 능률적인 아이디어를 얻는 방법이다. 이 기법은 용도를 개발하거나 품질을 개선하는 등의 아이디어 개발에 유용하게 활용할 수 있다.

① S(Substitute)대체하기: 다른 누구? 다른 성분? 다른 재료? 다른 에너지?
② C(Combine)결합하기: 결합하면? 아이디어를 결합하면?
③ A(Adapt)응용하기: 맞도록 고치면? 이것과 비슷한 것은?  각색을 하면?
④ M(Modify, Magnify, Minify): 수정 · 확대 · 축소하기
                              확대하면? 빼면? 변형시키면?
⑤ P(Put to other uses): 다른 용도로 사용하기: 다른 용도로 사용해 보라)?
⑥ E(Eliminate)제거하기: 없애버리면? 부품 수를 줄이면?
⑦ P(Rearrange, Reverse): 재배치 · 거꾸로 하기
                         거꾸로 하면? 역할을 바꾸면?

## 2. 스캠퍼 기법 7개의 질문

스캠퍼 기법을 통해 생각하고자 하는 주제를 분리하여 어떤 새로운 아이디어와 생각들이 나타나는지 목록을 만들어 질문한다. 올바른 질문을 할 때 아이디어가 거의 무의식적으로 튀어나오는 것을 발견할 것이다.

1) S(Substitute)대체하기

어떤 것을 대체할 수 있을까? A대신 B를 쓰면 어떨까?

"그 대신 나는 무엇을 사용할 수 있을까?" 또는 "내가 사용할 수 있는 다른 성분, 재료, 구성 요소는 무엇이 있을까?"와 같은 질문을 하도록 제안한다. 대체는 기존의 뭔가를 대체하는 아이디어를 개발하는 데 좋은 방법이다. 이것을 저것으로, 저것을 이것으로 바꾸는 방법을 생각한다. 크건 작건 문제 해결책이나 수많은 새로운 생산품들이 대체의 결과다.

(1) 과학자인 애블리히는 실험실 쥐의 정맥색깔을 제대로 염색하기 위해 500가지 이상의 색깔을 대체했다. 사물, 장소, 절차, 사람, 아이디어, 감정까지 대체할 수 있다.

(2) 일본 오사카 대학의 히로시 이시구로 교수는 자기 대신 누군가 강의를 하면 어떨까 하는 생각을 하였다. 자신과 똑 같은 휴머노이드 로봇을 만들어서 강의실에 대신 내보내는 시도를 했다.

(3) 일본의 세계적인 HR회사인 파소나그룹(Pasona Group)은 도쿄 도심의 빌딩 지하에 도심농장을 만들었다. 농장의 위치를 A 대신 B로 바꾸면 어떨까라는 아이디어에서 출발한 것이다. 파소나오투(Pasona O2) 라는 실내 농업재배시설을 신마루노우치빌딩 지하에 지어 귀농 프로그램을 운영하며, 인공 빛을 이용한 수경재배가 이뤄진다.

청년실업, 조기 은퇴 등으로 고민하는 젊은이와 중장년층에게 귀농에 대한 새로운 시각을 제시하였으며, 자국 농업 활성화와 실업자 해소라는 두 가지 과제를 해결할 수 있는 방안으로 주목받고 있다.

파소나그룹은 시골이 아닌 도심지에 농장을 만들어 귀농프로그램을 통해 도시 내 농업 산업을 만들고 새로운 인력수요를 늘린다는 'A→B→C'의 2차원적 수요를 만들어 낸 사례다.

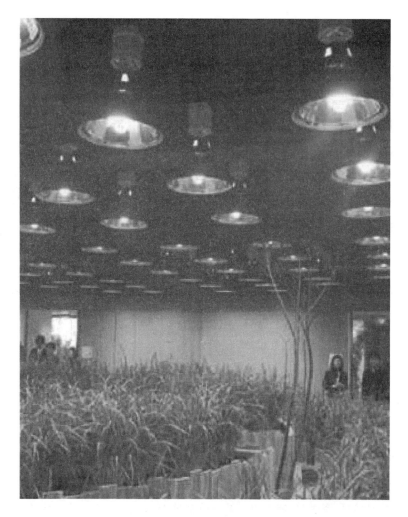

인공 빛으로 벼를 재배하는 모습

(4) 소프트드링크에 설탕 대신 인공 감미료로 대체하는 것, 헝겊으로 된 것보
다 종이로 만든 냅킨을 실현시킨 사례, 자전거 체인을 수리하는데 클립을
사용한 어린이나, 덕트 테이프로 자동차를 고정시킨 운자자도 새로운 물
질로 대체함으로써 발견되었다.

☞ worksheet 다양한 사례 찾아 풍성하게 수업 재료로 사용 해 봅시다.

다음과 같은 질문을 해보자.

가. 이 제품을 어린이(남자, 여자, 노인들, 젊은이들, 노동자)가 사용하려면 어떻
   게 해야 할까?

나. 다른 성분으로 대치시킬 수는 없는가?

다. 재료를 다른 것으로 바꾸면 어떻게 될까?

라. 생산의 과정을 다르게 변화시키려면 어떻게 할까?

마. 다른 에너지로 대치시키면 어떻게 될까?

바. 만약, 장소를 바꾸면 어떻게 될까?

사. 음성을 다르게 대치시키면 어떻게 될까?

아. 그 외의 누구를 바꿀 수 있는가?

2) C(Combine)결합하기

"나는 어떻게 부분들이나 아이디어들을 결합 할 수 있을까? 새로운 것을 제안하기보다는 내가 섞을 수 있는 두 가지가 있을까?" 라고 묻는다. 이것을 다른 무엇과 결합시킬 수 있는가? A와 B를 합치면 어떨까?


창의적 사고의 상당 부분은 뭔가 새로운 것을 만들기 위해 관련이 없는 이전의 아이디어나 주제를 결합시키는 것과 결부된다. 이 과정은 통합과정으로 불리며 창의력의 핵심으로 간주된다. 수많은 평범한 생산품들은 결합의 산물이다.


(1) 멘델은 수학을 생물과 조합시킴으로써 새로운 과학적 연구 분야인 유전학을 탄생시켰다.

(2) 복합기는 '복사'와 '팩스' 그리고 '스캔', 연필과 지우개, 에어컨과 온풍기 등의 기능이 결합되어 만들어진 대표적 사례이다.


☞ worksheet 전화기에 결합된 것들을 생각해 봅시다?

계산기, 달력, 알람시계, 뮤직 플레이어, 만보기

☞ worksheet 일상생활에서 다른 무엇과 결합 된 제품을 찾아봅시다?

다음과 같은 질문을 해 본다.


가. A의 기능과 B기능을 결합하면 어떻게 될까?

나. A의 기능과 B기능을 섞어서 새로운 것은 만들 수 없을까?

다. A의 기능과 앙상블을 이루는 것에는 어떤 것들이 있을까?

라. A단원과 B단원을 재구성한다면 어떻게 해야 할까?

마. A의 아이디어와 B의 아이디어를 조합시키면 어떻게 될까?

바. 용도를 배가시키기 위해서는 무엇이 조합되어야 하는가?


3) A(Adapt)응용하기

"그 밖에 이것과 비슷한 것은 뭘까" 또는 "다른 어떤 것을 흉내 내거나 바꿀
수 있을까?"와 같은 질문을 제안한다.

새로운 아이디어를 창출하기 쉬운 방법은 주제를 정하여 이것에 무엇을 추가하는
것이다.


(1) 일본의 기술자인 유마 시라이시는 한 편의 영화를 볼 정도로 충분히 긴 비디
오테이프를 어떻게 만들 수 있을까 연구함으로써 가정용 VCR을 가능케 했다.

(2) 아이패드, 갤럭시 탭은 컴퓨터와 노트북을 간소화해 휴대하기 쉽게 만들어진
대표적 사례이다.

(3) 수많은 패션 트랜드가 그 이전의 스타일을 응용함으로써 시작되었고, 자동차
뒤에 트레일러를 매단 사람은 아마도 말 뒤에 수레를 매단 아이디어를 응용했
을 것이다.


☞ worksheet 다양한 사례 찾아 풍성하게 수업 재료로 사용 해 봅시다.

다음과 같은 질문을 해 본다.

가. 이 아이디어를 응용하면 어디에 활용할 수 있을까?

나. 이 제품에서 활용할 수 있는 새로운 아이디어는 무엇인가?

다. 이 아이디어에서 각색하여 활용할 수 있는 것은 어떤 것들이 있는가?

라. 이 아이디어를 ~에 활용하게 각색을 하려면 어떻게 해야 할까?

마. 이 제품의 기능과 비슷한 것에는 어떤 것들이 있는가?

바. 이 기능은 어떤 아이디어를 시사하는가?

☞ *Tips 창의적인 사고의 순환 과정*
  *벽돌을 만든 사람이 집짓는 용도로 만들었다고 하더라도 실제로 사용되고 있*
  *는 것이 사냥용이라면 그 벽돌은 사냥 도구다. 이러한 과정을 거쳐 우리는 사*
  *냥용 벽돌을 만들 수 있다. 이렇게 만들어진 사냥용 벽돌은 다시 기존의 질서*
  *가 될 것이고, 우리는 또 다른 새로운 질서를 찾는 작업을 해 나간다. 이것이*
  *창의적인 사고의 순환 과정이다.*

4) M(Modify, Magnify, Minify)변형 · 확대 · 축소

가. 변형에서 "현재의 아이디어. 실습 또는 제품을 약간 바꿔서 성공할 수 있을
   까?"라고 물을 수 있다.

   −어린이들에게 인기를 끌 수 있게 치약의 색과 향기를 바꾸는 일

   −유명한 쿠키의 요리 방법에 땅콩이나 건포도를 추가하는 것

   −자동차의 스타일을 약간 바꾸는 것

나. 확대는 "내가 어떻게 이것을 더 크게, 더 세게, 더 과장되게, 더 빈번하게
   만들 수 있을까?와 같은 질문을 할 수 있게 만든다.

   −더 큰 TV 세트

   −거대한 금붕어 크래커

　-특대 사이즈의 식사

　-두 배 길이의 정원 호스

다. 축소는 "내가 어떻게 이것을 더 작고, 더 간결하며, 더 가볍고, 더 상습적으로
　　만들 수 있을까?" 라는 묻는다.

　-한 입 크기의 크래커

　-3인치짜리 동영상 스크린

　-농축된 섬유 유연제

　-10초짜리 광고

　☞　*Tips* **변형·확대·축소를 통해 수정 활용**

　　　페더럴 익스프레스사에 성공을 가져다준 *Hub-and-Spoke*(항공노선의 대
　　도시 터미널 집중방식) 수송 시스템이다. 프레드 스미스가 한 것은 시스템
　　의 규모·과정·목적을 수정하고 기존의 아이디어를 정교한 콘셉트로 변경한
　　것이다.

☞ **worksheet** 다양한 사례 찾아 풍성하게 수업 재료로 사용 해 봅시다.

다음과 같은 질문을 해 본다.

가. 이 모양을 좀 더 확대시키면 어떻게 될까?

나. 이 제품의 모양을 좀 더 작게 축소시키면 어디에 활용할 수 있을까?

다. 이 모양을 움직이게(이동하기, 들어올리기, 고정시키기 등) 쉽게 변형시키려면 어떻게 할까?

라. 이 제품이 시사 한 의미를 좀 더 바꾸려면 어떻게 해야 하나?

마. 이 제품의 색깔(소리, 향기, 형태 등)을 바꾸면 어떻게 될까?

바. 이 아이디어를 활용할 빈도를 높이려면 어떻게 해야 할까?

사. 이 제품의 성능을 더 강하게(약하게, 가볍게, 간소화하게, 무겁게) 하려면 어떻게 해야 할까?

## 5) P(Put to another use) 다른 용도로 사용

A를 B 용도로만 사용하는 게 아니라 다른 용도로 사용하면 어떨까?  "내가 어떻게 이것을 새로운 방식으로 쓸 수 있을까?" 라는 묻기를 제안한다.

(1) 프랑스 '아가스' 사는 욕실에서도 사용 가능한 TV를 개발했다. 이 TV는 전원이 꺼져 있을 때는 거울역할을 한다.

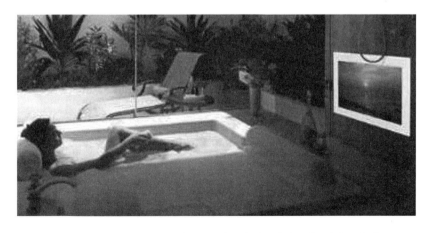

프)아가스社 욕실, TV가 꺼져 있을 때 거울 역할

Creative problem solving technique

(2) 열차, 유람선을 이용해 음식점을 만들어 사용할 수 있는 것도 다른 용도로 사용한 사례이다.

(3) 블라인드의 또 다른 용도는 무엇이 있을까. Greener Gadgets Design Competition에 출품된 블라이트(Blight)는 낮에는 블라인드의 역할을 훌륭히 수행하지만 밤에는 멋진 조명을 밝힌다. 햇빛을 가리는 고유의 용도에 조명이라는 용도를 추가한 것이다.

(4) 여행 가방을 정리하는데 음식 저장 지퍼백을 사용

(5) 낡은 외바퀴 손수레에 꽃을 심는 것

(6) 무대 세트 일부로 플라스틱 우유병을 재활용하는 것


다음과 같은 질문을 해 본다.

가. 이 제품을 다른 용도로 사용한다면 어떤 용도들이 있을까?

나. 기존의 제품의 기능 중 일부를 ~ 수정하여 사용한다면 어떤 용도로 사용할 수 있을까?

다. 이 아이디어의 맥락을 ~로 바꾸면 어떤 용도로 사용할 수 있을까?

라. 이 제품의 모양·무게 또는 형태로 보아 사용할 수 있는 다른 용도는 어떤 것들이 있을까?


☞ worksheet 다양한 사례 찾아 풍성하게 수업 재료로 사용 해 봅시다.

6) E(Eliminate)제거하기

재거할 수 있는가? A를 구성하는 것 중 하나를 **빼면** 어떨까? "무엇을 생각하거나 제거할 수 있을까?, 모든 부분이 다 필요한 걸까? 이 문제를 풀기 위해 조금이라도 필요한 것일까?"와 같은 질문으로 이끈다.


-식품점에서 설탕과 지방이 제거된 물건으로 가득 채움

-시인들은 불필요 한 단어를 제거

-농축된 세탁용 세제는 혼합물을 생략하거나 줄인 결과


창의력의 역설 중 하나는 독창적으로 생각하기 위해서는 먼저 타인의 아이디어에 전문가가 되어야 한다는 말이 있다. 토마스 에디슨은 "다른 사람이 성공한 흥미로운 아이디어를 습관적으로 찾아라. 아이디어는 작업하고 있는 문제에 아이디어를 적용하는 부분에서만 독창적이면 된다."식으로 표현한다.

때때로 주제로부터 뭔가를 제거하면 새로운 아이디어가 나온다. 아이디어, 목적, 과정을 정리하여 간단하게 하면 진정으로 필요한 부분이나 기능으로 좁혀 들어가거나 혹은 다른 과제를 위해 적합한 부분을 강조할 수 있다.


다음과 같은 질문을 해 본다.

가. 이 제품에서 ~을 없애 버리면 어떻게 될까?

나. 이 제품에서 부품 수를 줄이면 어떤 모양의 제품이 될까?

다. 이 제품에서 없어도 되는 기능들은 어떤 것들인가?

☞ worksheet 다양한 사례 찾아봅시다.

- 자동차 지붕을 제거해서 만든 오픈카
-
-
-

☞  *Tips **막내딸과 쫄면 이야기***

〈중략〉

미국 심리학자 에이브러햄 매슬로의 '욕구 단계설(Hierachy of needs)'에 따르면 인간의 기본 욕구를 채운 다음 상위(上位)욕구를 추구하듯 배고픈 문제가 어느 정도 해결된 막내딸이 쫄면이 어느 나라 음식인지 물었다. 쫄면의 원조는 어디 일까요?

쫄면은 외국에서 들어온 음식 같은데 사실은 우리나라가 원조다. 인천 인현동에 있는 조그마한 분식점인 '맛나당'이란 분식점이 원조다. 쫄면의 탄생은 아주 우연에서 시작되었다. 아니 실수로 탄생했다고 보아야 정확한 표현이다. 1970년대 초 인천시 중구에 있는 광신제면이란 냉면공장에는 냉면 발주문에 밀렸다. 직원이 너무 바쁜 나머지 면을 뽑는 사출기 구멍을 잘못 맞추는 바람에 냉면보다 훨씬 굵은 면발이 나왔다고 한다. 당연히 냉면발로는 못 쓰게 되었다. 냉면공장 사장은 근처의 분식점 '맛나당'에 주었고 이곳에서 주방장이 고추장 양념에 비벼 팔면서 분식집 메뉴로 퍼지게 된 것이 오늘날 쫄면이다. 쫄면은 '맛나당' 주방장이 응용하면 어떨까? 분리하면 어떨까? 등 오늘날 스캠퍼(SCAMPER) 기법을 쓰지 않았을까? <믿거나 말거나> 놀라운 사실은 30여 년 전에 실수로 탄생한 쫄면이 2002년 일본 신주쿠 백화점에서 '월드컵 맞아 한국문화 페스티벌' 때 전주비빔밥과 부산 동래파전과 함께 대표 음식으로 소개 된 적도 있다. <중략>

7) P(Rearrange, Reverse) 재배치 · 거꾸로 하기

"다른 순서를 사용할 수 있을까? 부분을 교체할 수 있을까? 반대로 할 수 있을까? 만약 이것을 뒤집거나, 뒤로 돌리거나, 안과 밖을 바꾼다면 어떤 일이 일어날까?" 같은 질문을 제안한다.

AB를 BA로 바꾸면 어떨까? 에서 출발하며 순서를 바꾸거나 뒤집는 등 색다른 아이디어로 문제해결의 실마리를 찾는 질문이다. 우리가 모르는 것을 발견하기 위해 우리가 아는 것을 풍부하게 재배열하는 것으로 이루어진다. 재배열은 아이디어 · 제품 · 서비스를 위한 무수한 대안을 제공한다.

(1) 야구감독은 출신선수 명단을 362,880번 조정할 수 있다고 한다. 관점을 뒤집으면 사고가 열린다. 반대편을 보면 일반적으로 놓치기 쉬운 부분을 볼 수 있다. 사물을 보는 새로운 방법을 발견하기 위해 "이것의 정반대는 무엇일까?" 라고 자문해 볼 필요가 있다.

(2) 마요네즈 용기의 경우 위에서 퍼내는 사고에서 벗어나 바닥과 뚜껑을 뒤집어 마요네즈의 양을 조절하기 쉽고 양이 적어져도 잘 나올 수 있게 만든 것이다.

(3) 냉장고 안쪽 문에 그물을 설치하여 케첩 병이나 샐러드드레싱을 거꾸로 넣어둔 사례

다음과 같은 질문을 해 본다.

가. ~와 ~의 인물 역할을 바꾸면 어떤 현상이 일어날까?

나. 이 기구의 배치를(위에서 아래로->아래서 위로) 바꿀 수 있는가?

다. 이 제품을 좀 더 편리하게 사용하려면 ~와 ~의 위치를 어떻게 바꾸어야 할까?

라. 일을 좀 더 효율적으로 하려면 스케줄을 어떻게 해야 할까?

마. 근무조건을 향상시키기 위하여 출퇴근 시간을 어떻게 조정해야 하는가?

바. 이 이야기에서 원인과 결과를 바꾸면 어떻게 전개되어야 하는가?


☞ worksheet 다양한 사례 찾아 풍성하게 수업 재료로 사용 해 봅시다.


☞ *Tips Scamper 기법의 활용*

*한 가지 일을 해 두 가지 효과를 가져 오는 것을 일거양득(一擧兩得)이라고 한다. 임도 보고 뽕도 따고, 도랑 치고 가재 잡는 것이 스캠퍼기법이다.*

Chapter **04** | 제4장 │ 스캠퍼 기법

# **2.** 스캠퍼 기법 활용

## 1. 스캠퍼를 이용한 휴대폰 개발 사례

1) S-Substitution(대체): 현재 휴대전화에서 대체할 수 있는 것은?

　가. 모양의 대체: 획일적인 폴더와 슬립, 바 타입의 모양에서 다른 모양으로.

　나. 재질의 대체: 좀 더 가볍고 흠이 안 나는 재질로.

　다. 휴대 방법의 대체: 시계타입의 핸드폰 제작. 재질은 기존의 금속이 아닌 섬유를 사용.

2) C-Combine(결합): 휴대전화와 결합하여 시너지를 창출할 수 있는 것은?

　가. 전자사전과의 결합. 10대들의 필수 항목인 전자사전과의 결합.

　나. PMP와의 결합. 20대들이 가장 선호하는 전자 기기 중 하나인 PMP를 휴대 전화에 결합.

　다. PDA와의 결합. 어느새 다이어리의 자리를 대신 맡게 된 PDA와의 결합.

3) A-Adapt(적용): 타 기술에서의 어떤 것을 휴대전화에 적용하면 더 좋은 제품이 탄생할 수 있을까?

가. 각각의 구성이 효율적인 음향 시스템: 오디오 시스템(CDP기반)은 크게 CD를 읽는 CDT부분과 그 읽은 디지털 신호를 사람이 들을 수 있게 바꾸어주는 DAC부분, 최종적으로 변환된 신호를 사람이 들을 수 있도록 증폭해주는 AMP 부분, 최종적으로 사람이 들을 수 있게 해주는 리시버 부분으로 나뉜다. 리시버를 제외하더라도 CDT, DAC, AMP는 점점 일체형 보다는 각각의 구성 품으로 따로 파는 추세다. 위와 같은 메인 부분과 SUB부분을 나누어 각각을 판매할 때 소비자들은 바꾸고 싶은 부분을 큰 부담 없이 구입할 수 있게 된다.

4) M-Magnify/Modify(확대/변환): 확대나 변환을 통해 휴대전화를 혁신할 수 있는 방향은?

가. 확대: 액정 크기의 확대. 작은 액정에서 사진과 동영상 보기가 힘들어진다. 메인 부분에서 큰 액정으로 쉽게 휴대전화를 이용가능.
나. 변환: 휴대전화라는 고정관념을 깨고 통합 개인 장비 시스템이라는 방향으로 변환.

5) P-Put to other use(다른 용도로의 이용): 휴대전화를 전화 이외의 다른 용도로 이용가능 한 방향은?

메인 부분은 가방이나 큰 주머니에 넣고 시계부분만을 차고 있음으로써, 또한 시계 부분만을 바꿀 수 있게 통합 목표를 설정함으로써 기존의 시계를 완전히 대체할 수 있음.

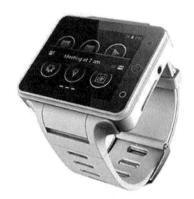

스마트 워치

6) E-Elimination(제거): 휴대전화에서 제거해도 되거나 제거해서 더 나은 부분
은?

서브 부분에서 문자 입력하는 부분을 완전히 제거하고 문자입력 대신 음성 인식
장치를 넣어 문자의 폐단을 막을 수 있다.

7) R-Rearrange/Reverse(재배열/역방향): 휴대전화에서 재배열하고 거꾸로 생각
해볼 수 있는 부분은?

서브 부분(시계)에서 누르는 방법이 아닌 돌려서 누르는 방법을 사용함으로써 누
를 수 있는 종류가 늘어남. 또한 시계부분에만 기판을 까는 것이 아닌 밴드 부분
에도 휘어짐이 가능한 기판을 설치해 공간을 반 이하로 줄일 수 있다.

☞ **worksheet** 지갑을 두둑하게 할 수 있는 방법을 찾아봅시다.

---

　국내 경제는 생산 산업과 기업 투자 감퇴로 경고음이 커진 지 오래다. 금년도 성장 전망도 줄줄이 낮춰지고 있다. 핵심 제조업의 수출 경쟁력이 떨어지고 수익성도 악화일로다.

　사상 최초 1100조원을 넘어선 가계 부채, 정책 금융 수혈로 연명하는 한계 기업, 최악의 청년 실업, 저 출산 고령화로 인한 역동성 상실과 잠재성장률 하락, 한국 경제의 구조적 위기 상황으로 국민들 지갑은 더 얇아지고 있다. 경제학자나 전문가들은 위기란 표현을 많이 쓴다. 위기란 뜻의 'crisis'는 '결단'과 '전환점'의 의미를 가진 그리스 말에서 유래됐다. 위험도 기회가 될 수 있다. 스캠퍼기법을 활용 지갑을 두둑하게 하는 방법을 찾아보시길 바랍니다.

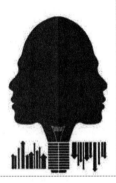

# 2. 스캠퍼 기법 활용 아이디어 사례

| 7가지 스캠퍼 항목 | 사례 |
|---|---|
| (S)대치하기<br>다른 것으로 대신할 수 있나요? | ■ 마룻바닥 -> 나무무늬장판<br>■ 솜 베개 -> 메모리폼 베개<br>■ 매트리스침대 -> 돌침대<br>■ 전기매트 -> 옥매트 |
| (C)결합하기<br>다른 것과 결합하면? | ■ 전자사전 + MP3 = 딕플<br>■ 김밥 + 제육볶음 = 삼각 김밥<br>■ 라면 + 짜장 = 짜파게티<br>■ 짜장 + 짬뽕 = 짬짜면<br>■ 목걸이 + 시계 = 목걸이시계 |
| (A)적용하기<br>이것과 비슷한 것은?<br>각색을 하면? | ■ 주먹밥을 응용한 삼각 김밥<br>■ 미국국기를 디자인에 응용<br>■ 장미의 가시가 철조망에 응용<br>■ 지문 인식장치를 잠금장치에 적용<br>■ 태양 에너지를 이용한 전 열판 |
| (M)수정·확대·축소하기 | ■ 지압이 되는 슬리퍼<br>■ 버스를 확대한 2층 버스<br>■ 언제든지 원하는 형태로 바꿀 수 있는 레고블록을 확대한 디자인의 소파 |
| (P)다른 용도로 사용하기<br>다르게 사용할 수 있나요? | ■ 물풀을 쌍꺼풀을 만드는 용도로 사용<br>■ 솥뚜껑을 삼겹살을 구워 먹을 때 사용<br>■ 테이프를 접착 용도가 아닌 옷의 먼지를 떼는 데 사용<br>■ 폐품으로 예술품을 만드는 백남준의 비디오 아트<br>■ 폐타이어로 둑을 쌓는 것 |
| (E)제거하기<br>어느 부분을 없애면 어떤 점이 편리할까요? | ■ 무설탕 캔디, 무설탕 껌<br>■ 무카페인 커피<br>■ 덮개 없는 오픈카<br>■ 무선 키보드, 무선 마우스<br>■ 당분을 뺀 무가당 주스<br>■ 뼈 없는 치킨 |
| (R)재배열, 거꾸로 하기<br>순서나 앞과 뒤를 바꾸면? | ■ 재택근무, 탄력근무시간제<br>■ 여름에 겨울 상품을 세일하는 것<br>■ 김과 밥의 배열을 바꾼 누드김밥 |

# Chapter 05

# 시네틱스 기법과
# 유추 방법

**1.** 시네틱스 기법과 사고유형
**2.** 시네틱스 기법과 유추방법
**3.** 시네틱스 기법 진행과정

경청의 리더십 "사람을 끌어당기는 데는 입보다 귀가 더 많은
역할을 한다."

−pfizer jelf kiadler 회장

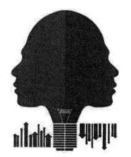

Creative problem solving technique

# 1. 시네틱스 기법과 사고유형

SECTION 01 >>

1. 시네틱스 기법과 사고유형
2. 이질순화와 순이질화 사고
3. 시네틱스 기법의 진행 과정

## 1. 시네틱스 기법과 사고유형

시네틱스 어원은 서로 관련이 없는 '요소들 간의 결합' 을 의미하는 희랍어의 'synecticos'에 두고 있다. 이 개념이 고든의 연구 노력에 의해 창의적인 문제해결을 위한 기법으로 발전하였다.

시네틱스(Synectics:창조공학)은 고든(Gordon)에 따르면 '다르고 명백하게 무관한 요소들을 모아서 맞춘다' 는 신조어다. Synectics는 미국의 싱크탱크 회사인 Arthur D little 社에서 신제품개발의 프로세스를 연구하던 윌리엄 고든이 개발하였다. 방법론은 새로운 아이디어나 해결책을 찾기 위해 은유나 유추에 바탕을 두고 요소들을 끌어 모으는 기술이다. 이것은 경영, 싱크탱크 그리고 연구 조직에서 사용되어왔다.

시네틱스 기법은 기초적으로 사고를 촉진시킬 수 있는 기법이다. '서로 관련이 없는 요소들 간의 결합' 을 의미로 상상력을 동원해서 특이하고 실질적인 문제 전략을 이끌어 내는데 유용하게 사용된다. 시네틱스 기법에는 주어진 문제를 분석할 때 유추를 통해 친숙한 것을 낯선 것으로 전환하거나 낯선 것을 친숙하게 전환해 보도록 하는 과정으로 이질순화(異質順化)와 순질이화(順質異化)의 2가지 사고유형이 있다.

2개 이상의 관련 없어 보이는 요소를 결합하거나 합성한다는 의미로 문제의 관점을 다르게 하여 연상되는 점을 찾아내는 사고유형이다.

시네틱스 기법에서 중심적으로 사용하고 있는 기법으로는 네 가지가 있다. 의인적 유추, 상징적 유추, 직접적 유추, 공상적 유추 등이 있다.

☞ *Tips 프링글스 포테이토 칩 브랜드 명*

*프링글스(Pringles)는 켈로그에서 생산하는 감자 스낵 제품이다. 브랜드명은 오하이오주 신시내티의 피니타운(Finneytown)에 있는 도로 이름 프링글 드라이브(Pringle Drive)에서 따 온 것이다. 브랜드 팀이 포테이토칩(potato chip)의 첫 글자 P로 시작하는 이름을 찾던 중에 프링글 드라이브 근방에 사는 직원의 아이디어로 채택하게 되었다.*
*프링글스 로고는 큰 콧수염, 앞 가르마, 나비 넥타이를 맨 남자의 얼굴로 줄리어스 프링글스(Julius Pringles)란 이름을 가지고 있다.*

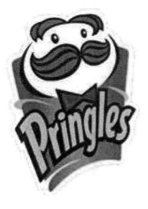

*프링글스 로고*

## 2. 이질순화(異質順化)과 순이질화(順異質化) 사고

이질순화는 인간이 익숙하지 못한 사상이나 일을 강제적으로 익숙한 것으로 전환시키는 것으로 문제를 새로운 견지에서 봄으로써 새로운 관점에 의한 해결안이 추출되는 것이다. 즉, 자기가 처음 보고 들은 것을 자기에게 아주 익숙한 다른 것에 사용할 수 없는가에 착안을 둔 것이다.

예를 들어 보면 처음 보는  'C'  모양을 우리에게 친숙한 '귀'로 생각한다.

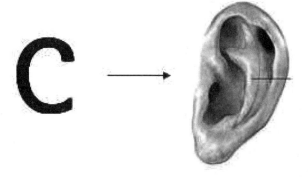

또 다른 사례를 들어보면 브리지스톤 타이어의 창시자인 이시바시 세이지로 회장이 작업화 가게를 하고 있을 때 도쿄에서 처음 전차를 탔는데, 거리에 관계없이 요금이 5전으로 동일했다고 한다. 여기에서 힌트를 얻어 애도시대 이후 크기에 따라 요금이 달랐던 작업화 가격을 균일하게 했던 사례를 볼 수 있다.

순이질화(順異質化)는 습관화된 사상이나 일을 습관화 되지 않은 새로운 것으로 봄으로써 이전부터 있었던 세계, 인간, 개념, 감정, 사물 등의 의식적으로 새로운 각도에서 보려는 것이다. 이미 잘 알고 있는 것을 새롭게 봄으로써 이질적인 관점을 찾아낼 수 없을까에 착안을 둔 것이다.

예를 들어보면 친숙한 '타원 안의 동그라미가 있는 그림'을 '눈'이 아닌 낯선 것, 즉, 보트에 사람이 등을 구부리고 있는 것을 위에서 본 모습으로 미루어 생각하는 것이다.

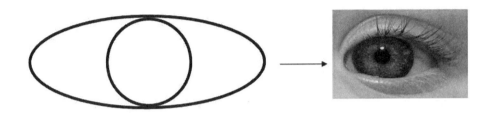

## 3. 시네틱스 기법의 진행 과정

(가) 문제를 제시한다.

　　범위를 좁힌 주제를 명확히 제시한다.

(나) 전문가에 의한 분석과 해설을 실시한다.

　　전문가가 현재 상태에 대해 분석하고 이를 설명한다.

(다) 해결 시안을 발상한다.

　　브레인스토밍방법을 적용하여 구성원이 생각나는 대로 아이디어를 제시한다.

(라) 해결목표의 설정한다.

　　해결해야 할 방향이나 목표를 간결하게 정리한다.

(마) 비교 발상에 대해 요구한다.

　　현실에서 유사한 것, 닮은 것이 없는지 질문하여 본다.

(바) 비교 발상(직접적, 의인적, 상징적)을 실시한다. 리더는 계속해서 비교 발상을 주문한다.

　　직접적 발상: 현실에 있는 주제와 닮은 것을 찾는다.

의인적 발상: 구성원이 주제역할을 하고 다른 구성원이 이야기를 걸어 서로 다른 관점을 찾아내는 방법이다.

상징적 발상: 키워드나 공상을 사용하여 생각한다. 이 방법은 문제의 핵심을 고도로 추상화하고 이를 표현하여 힌트를 찾는다.

(사) 비교항목을 선택한다. 많은 발상된 비교항목을 검토하여 문제해결에 많은 관계가 있는 내용을 선택한다.

(아) 비교항목을 검토한다.

(자) 강제적으로 결합한다.

(차) 해결방안을 작성한다.

key point

*고든 기법은 유추를 발견하기 위해 연상력을 사용해서 발상하는 유추 발상법. 브레인스토밍에서는 '새로운 드라이기의 아이디어'로 과제가 명시되지만, 고든 기법에서는 '건조시키다'라고 하는 지극히 추상적인 개념의 주제가 나오고 여러 가지 아이디어를 내놓게 한다.*

Chapter **05** | 제 5장 | 시네틱스 기법과 유추 방법

# **2.** 시네틱스 기법과 유추방법

| SECTION 01 >> | 1. 의인적 유추 |
| --- | --- |
| | 2. 상징적 유추 |
| | 3. 직접적 유추 |
| | 4. 공상적 유추 |

시네틱스 기법은 유추를 통해 새로운 이해를 키우고 창의적 문제해결력을 키우는 데 목적이 있다. 의인적 유추, 상징적 유추, 직접적 유추, 공상적 유추 등 4가지 방법이 있다.

## 1. 의인적 유추(Personal Analogy)

주어진 문제의 요소를 인격화하거나 의인화하여 생각하는 의인적 유추다. 의인적 유추는 순이질화의 맥락이다. '개인적 유추'라고도 한다. 자신이 주어진 문제의 일부라고 생각하고 자신이 스스로 해결해야 할 대상이 되었다고 상상하면서 의인화하여 새로운 아이디어를 유추하는 방법이다. 즉, 문제의 대상이 되고 있는 것에 완전히 일치해버리는 발상이다.

예를 들어 "선이 있는 전화기는 움직이면서 전화 받기가 불편하다"라는 문제를 해결할 경우 자신이 직접 '전화기'가 되었다고 상상하면서 아이디어를 생각해 내는 것이다. 자신이 직접 나무가 되어 나무가 겪는 어려움 생각해 보기, 카메라

의 개량에 관한 것이 테마라면 참가자들이 카메라의 입장에 서서(카메라의 의인화) 지금까지 미처 생각지 못한 아이디어들을 유추해 내는 것이다. 어느 연필회사는 연필깎이를 만들 때 자신이 완전히 연필이 되어 깎이는 처지로 바뀌어 과연 연필깎이란 어떠해야 하는지에 대한 아이디어를 내게 하여 성공한 사례도 의인적 유추다.

## 2. 상징적 유추(Symbolic Analogy)

주어진 문제의 요소와 유사한 사상이나 지시, 기술 등으로부터 직접 조사해 보고, 말이나 그림 또는 그 이외의 이미지를 써서 어떻게 상징되는가를 검토하는 상징적 유추가 있다. 어떤 대상의 추상적인 원리나 특성이 되는 상징을 유추하는 방법이다. 두 개의 서로 모순되거나 반대되는 상징을 하나의 의미로 형성하게 함으로써 새로운 의미를 만들어 내는 방법이다.

'대지는 어머니다' 라는 말은 상징적인 유추에 속한다. 언어나 사인 속에 숨겨진 의미를 중시하고 이와 같은 심벌 상의 비슷한 것으로부터 토론을 해나가려는 것이다. 토론자의 말, 한 구절 가운데에서 예측 못한 아이디어 힌트를 찾아내어 보려는 방법이다. 지금까지 아무렇지 않게 쓰여 지던 언어나 사인이 새로운 아이디어로 전개될 수 있기 때문에 그룹 참가자들에게 나오는 말 하나하나를 잘 생각하고 민감하게 대처해야 하다.

사람의 특성 중에서 자신의 노력으로 문제를 극복하지 않고 다른 사람이 갖고 있는 능력에 의존해 해결하려는 현상을 '신데렐라' 라는 동화속의 인물 성격의 상징을 통해 '신데렐라 콤플렉스' 라는 새로운 의미의 타인 의존 증후군 유추 만들어 내는 것이다.

'파랑새 증후군' 이라는 말은 동화 '파랑새' 로부터 나온 발상이다. 치르치르와 미치르가 파랑새를 찾아 헤매는 모습에 비유하여, 좀 더 자신에게 맞는 일이 있을 것이라고 생각하여 정착 못하고 떠돌아다니는 젊은이들을 표현한 말이다. '백설 공주 콤플렉스', '피터팬 신드롬', '신데렐라 콤플렉스' 등도 있다

## 3. 직접적 유추(Direct Analogy)

직접적 유추는 이질순화의 맥락으로 실제로는 닮지 않은 두 개의 이념을 객관적으로 비교하는 유추방법이다. 즉, 주어진 문제를 전혀 다른 사물이나 현상에 객관적으로 직접 비교하는 방법이다. 우리 주위에 있는 사상과 사물을 과제와 연결시키는 것이다. 즉, 동물, 식물, 자연현상 등 우리 주위에서 흔히 볼 수 있는 것들을 경험을 통해 몇 번 행했던 형태나 상징·기능 등의 관점에서 유사한 것이 없었나를 찾아내어 힌트를 얻어 발상을 전개하는 방법이다.

옷에 달라붙는 엉겅퀴 열매로 매직 파스터의 아이디어가 나온 것, '전화기'를 만들 때 사람의 '귀'와 입을 비교한데 찾을 수 있다. 오늘날 전화기는 송수화기가 붙어 있지만 과거의 전화기는 사람의 입과 귀가 서로 떨어져 있듯이 송화기와 수화기가 따로 떨어져 있었다. 또한 우산을 통하여 낙하산의 원리를 알아내는 것이 직접적 유추 대표적 사례라 할 수 있다.

☞ worksheet 사례 1

약의 튜브 뚜껑을 사용할 때마다 여는 것이 귀찮으니까 뚜껑이 없는 치약을 만들 수는 없을 것이라는 아이디어를 생각하게 되었다. 그러나 아무도 좋은 아이디어를 떠올리지 못했다. 그러던 중 어느 미국인이 우연히 말이 똥을 누고 있는 광경을 보게 되었다. 말은 엉덩이의 주위가 더러워지지 않게 깨끗이 탈분하고 있었다. 이 현상에서 힌트를 얻어 말 엉덩이의 근육상태를 본떠서 밸브를 3개 사용해 튜브를 누르면 치약이 잘나오고 누른 손을 늦추면 밸브가 닫히며 튜브의 입구 주위에는 치약이 묻지 않는 치약을 발명하여 크게 히트한 상품이 있다.

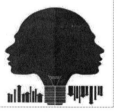

☞ worksheet 사례 2

새 호스를 만들려고 하는데 먼저 자기 자신이 완전히 호스가 되어 고압 액체가 몸 안에 들어왔다고 암시를 걸었다. 그랬더니 한사람이 엉겁결에 아야! 하고 두 손을 포개 배를 눌렀다. 이것이 힌트가 되어 호스 바깥쪽에 x형의 선을 붙인 강력 호스를 개발하여 히트시킨 사례가 있다.

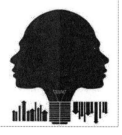

## 4. 공상적 유추(Fantasy Analogy)

환상적이고 비현실적인 내용까지 모두 포함하여 우선 문제에 대한 희망사항을 작성하고 그에 대한 방법을 작성하는 방식이다. 이 기법은 다른 기법과 혼용하여 추진될 수 있으므로 발상의 원칙을 나름대로 욕구에 맞추어 수립하고 접근하면 더욱 더 효과가 있다.

문제를 해결하기 위해 현실적인 면보다는 환상적인 면을 상상하도록 하여 유추하는 방법이다.

예를 들면 '선이 있는 전화기는 움직이면서 전화 받기가 불편하다' 라는 문제를 해결할 경우 '전화기를 들고 다니면서 전화를 걸거나 받을 수 있다면' 하는 상상에서 '휴대폰' 이라는 상품을 만들어 낼 수 있다. 예를 들어보면 나는 양탄자, 손오공이 하늘을 날아다님을 유추해 볼 수 있다.

☞ worksheet 시네틱스 기법 유추 사례

환경오염' 에 대한 문제를 해결 단계에서 아래 와 같은 다양한 유추활동을 할 수 있다.

첫째, 직접 유추로 오염된 지구를 병이 든 몸과 직접 비교해 본다면 "우리가 병이 들었을 때 치료를 하기 위해 어떻게 하는 가?"를 생각해 보게 함으로써 오염된 지구의 환경문제 해결 방법을 알아보게 한다.

둘째, 의인적 유추로 나 자신이 더러운 '쓰레기' 또는 더러운 '물' 이나 '공기'가 되었다고 가정하고 어떻게 하면 깨끗해질 수 있는 지를 유추해 보도록 한다.

셋째, 상징적 유추 지구상의 '온실 효과'에 대한 대책을 비닐을 씌워놓은 '온실'이라는 공간에 비유해 해결해 보도록 한다.

넷째, 환상적 유추 '공기의 오염'을 마치 지구 주위를 여러 가지 알 수 없는 '외계인'들이 떠돌고 있는 상황으로 상상하여 해결해 보도록 한다.

다음으로 유추의 정교화와 정교화한 유추와 주어진 문제와의 결합으로 실제적으로 적용 해 볼 수 있다.

Chapter 05 │ 제5장 │ 시네틱스 기법과 유추 방법

# 3. 시네틱스 기법 진행과정

## 1. 시네틱스 기법 과정

첫째, 집단과 사회자 정하는데 있어서는 브레인스토밍의 집단 크기와 비슷하게 정할 수 있으며, 집단을 이끌어 나갈 사회자가 있어야 한다.

둘째, 주어진 문제의 설명을 듣고 스스로 재 진술해 보면서 간단한 문제의 진술과 분석을 한다.

셋째, 탐색하기로 주어진 문제에 대해 다양한 유추(類推)를 해보고, 사회자는 여러 유추 중에서 주어진 문제에 가장 적절한 유추를 선택한다.

넷째, 유추를 정교화하기로 선택한 유추를 더욱 자세하게 정교화 해본다.

다섯째, 정교화 유추와 주어진 문제를 결합하기 위해 유추를 통해 생성해낸 아이디어를 주어진 문제와 결합해 관련성을 분석해 문제의 해결책을 찾아낸다.

여섯째, 실제에 적용하기로 새로운 아이디어를 실제에 적용해 보고 해결책을 모색한다.

1) 시네틱스 진행과정

① 참가자들에게 해결해야 할 문제에 대해 제시한다.

  (시네틱스는 보통 5-6명의 집단에 의해 진행된다)

② 전문가에 의해 문제의 분석과 해설을 행하게 한다.

③ 문제를 보다 근접시키기 위해 문제해결에 대한 시안(試案)이 도출 되어야 한다.

④ 해결목표가 설정된다.

⑤ 리더는 참여자로서 이 문제해결을 위한 어떤 유비(類比)를 생각해 본다.

⑥ 여러 가지로 도출된 유비 중에서 어느 유비를 사용할까를 검토한다.

⑦ 그중 적당한 것을 선택한다.

⑧ 그것을 강제적합이라는 구체적으로 사용할 수 있는 아이디어를 나누고 해결책을 수립한다.


아이디어 발상을 위해서는 한 사람 또는 두 사람 기타 몇 명이 모여 문제에 대해 몇 번이라도 직접 시행해 보는 것이 가장 바람직하다.


## 2. 시네틱스 활용 유추 발상

1) 이질순화(異質順化)-새로운 것을 창안하기

가. 1단계(현재의 조건) 교사는 학생들에게 현재의 상황 또는 학생이 파악하는 상황을 기술하게 한다.

나. 2단계(직접적 유추) 학생들은 직접적인 유추를 제시하고 그 중의 하나를 설정하여 더 탐색한다.

다. 3단계(의인 유추) 학생들은 단계 2에서 선정한 유추를 한다.

라. 4단계(압축된 갈등) 학생들은 단계 2와 3에서 기술한 것을 택하고 압축된 갈등을 몇 개 제시하고 하나를 선정한다.

마. 5단계(직접적 유추) 학생들은 압축된 갈등에 기초하며 또 다른 직접적 유추를 하고 선정한다.

바. 6단계(처음 과제 재검토) 교사는 처음의 과제 또는 문제로 되돌아가서 마지막 유추를 하게하고 모든 창의적 문제해결의 경험을 하게 한다.


2) 순이질화(順異質化)-낯선 것을 친숙하게 하기


가. 1단계(실제적인 것 투입) 교사는 새로운 주제에 관한 정보를 제시한다.

나. 2단계(직접적 유추) 교사는 직접적인 유추를 제시하고 이를 학생들이 설명하게 한다.

다. 3단계(의인 유추) 교사는 학생들이 직접적 유추가 되게 한다.

라. 4단계(유추의 비교) 학생들은 새로운 자료와 직접적인 유추들 간의 유사점을 지적하고 설명한다.

마. 5단계(차이점 설명) 학생들은 유추가 적합한지 않음을 설명한다.

바. 6단계(탐색) 학생들은 자기 자신의 직접적인 유추를 제시하고 유사점과 차이점을 탐색한다.

사. 7단계: 유추의 도출

# Chapter 06

# 열거법과 합성법

**1.** 속성 열거법

**2.** 형태소 합성법

**3.** 희망점 · 결점 열거법

인터넷은 '지식부자'에게는 더할 나위 없이 이롭지만
정보의 진위나 가치를 판단할 능력이 없는
'지식빈자'에게는 오히려 해가 되기 싶다.

—최재천 이화여대 석좌교수, 생태학자

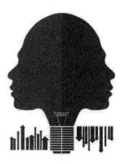

Creative problem solving technique

Chapter **06** │ 제 6장 │ 열거법과 합성법

# 1. 속성 열거법

SECTION 01 〉〉
1. 속성 열거법
2. 속성 열거법 활용

## 1. 속성 열거법

속성 열거법은 사물에 대해 상세하게 특성을 생각하여 다양한 아이디어를 이끌어 내는 방법이다. 사물의 속성을 명사적, 형용사적, 동사적 관점에서 분류하여 아이 디어를 도출하는 방법이다. 문제를 세분하여 나누면 아이디어가 더 잘 나온다는 생각을 기초로 하고 있다.

이 기법에서는 문제 해결안이나 개선 아이디어를 찾기 위해 제품이나 서비스나 공정의 속성을 체계적으로 변화시키거나 다른 것으로 대체 할 수 있다. 즉, 공정 한 제품과 서비스 개선 기회를 찾기 위한 아이디어 창출 기법이다. 이 기법은 19 30년대에 미국의 네브라스카 대학의 로버트 크로포스(Robert Crawford) 교수가 제창 기법이다.

1) 속성 열거법 특성

가. 속성 열거법은 존재하는 생산품을 개조하거나 설득력 있는 연설, 광고, 이야기의 기초가 되는 실제의 또는 상상의 발명을 개발하는데 사용될 수 있다.

나. 속성 열거법은 현재의 사건이나 역사적 이야기에서 중심 이슈나 구성 요소를 식별하는 데 사용할 수 있고, 하나의 성분이 변화될 때 그 결과를 예측할 수 있다.

다. 수학에서 다각형의 속성을 조사하고, 속성이 변할 때 그 결과를 그 영역에서 무슨 일이 일어나는지에 대해 가설을 세울 수 있다.

라. 문제가 되는 대상을 세분화해서 새로운 아이디어를 얻기 쉽게 해준다.


속성의 성질

| 속성의 성질 | 의미 | 주전자 사례 |
|---|---|---|
| 명사적 속성 | 전체, 부분, 재료, 제조방법 | 손잡이, 뚜껑, 김이나오는 구멍, 동체, 주둥이, 바닥 |
| 형용사적 속성 | 성질 | 황색, 가벼움, 무거움, 청소하기 크다, 작다 |
| 동사적 속성 | 기능 | 물을 데운다, 물을 넣는다. 물을 보관한다. |


2) 속성 열거법 진행 방법


가. 주제를 정 한다.

나. 속성을 브레인스토밍을 통하여 제시 한다. 가능하게 자세하게 나누어 열거한다.

다. 속성을 명사적, 형용사적, 동사적으로 정리 한다.

　　　-명사적 속성: 전체, 부분, 재료, 제조방법

　　　-형용사적 속성: 성질, 형상과 색상의 상태

　　　-동사적 속성: 기능(그 자체의 작용)

라. 각 속성마다 아이디어를 제시한다. 즉, 각각의 속성을 발전시키는 아이디어나 추가적인 기능을 더하여 수정하여 더 좋은 속성을 갖도록 한다.

마. 아이디어를 평가하여 실행 가능성을 검토하고 정리해서 신제품을 생각 한다.


3) 속성 열거법 진행 사례

가. 스테플러를 개선하자.

나. 스테플러의 특성을 제시한다.

다. 3가지 속성을 정리한다.

라. 각 속성마다 아이디어를 제시한다.


속성의 성질 사례

| 속성의 성질 | 의미 | 스테플러 사례 |
| --- | --- | --- |
| 명사적 속성 | 전체 | 스테플러 |
| | 부분 | ARM, 철심 넣기, 용수철 |
| | 재료 | 스테인레스, 프레스 |
| | 제조방법 | 프레스, 용접 |
| 형용사적 속성 | 성질 | 가볍다. 핸디타입 |
| 동사적 속성 | 기능 | 종이를 고정한다. 벽에 부착한다. |

바. 개선된 신제품

-스테플러에 구멍 뚫기 기능이 추가하여 두꺼운 종이박스에도 사용 가능한 강력한 스테플러

-철심을 뒤쪽에서 넣어서 자석으로 앞쪽으로 고정할 할 수 있는 초미니 스테플러

## 2. 속성 열거법 활용

속성 열거법을 사용하면 같은 활동에 대한 비판적 사고와 창의적인 사고를 결합할 수 있는 좋은 기회를 얻을 수 있다. 창의 교과과정에서 강조되고 있는 비판적 분석과 증거의 공유는 사물의 속성을 확인하는 데 사용될 수 있다.

### 1) 생산물 개발 시 속성 열거법

속성 열거법을 통해 문제점이나 생산품을 따로 다룰 수 있는 핵심 속성으로 나누어 볼 수 있다. 예를 들어 새로운 캔디 바를 만들도록 위탁받은 캔디 바의 핵심 속성이 무엇인지 먼저 결정해야 한다. 그리고 나서 새로운 생산품을 만들기 위해 각각의 속성을 어떻게 변경하고 결합시켜야 하는지 고려해야 한다. 새로운 캔디 바 디자인에 있어 고려되어야 할 속성에는 모양, 코팅, 내용물, 추가물, 크기, 포장 그리고 유명한 캐릭터와 끼워 팔기 등이 포함된다.[27]

진행에 있어서는 한꺼번에 계획하는 대신, 목록을 만들어 각 속성을 차례로 고려한다. 캔디 바 디자이너는 "둥글거나 동물 모양의 캔디 바는 어떤가?" 먼저 모

---

27) 앨런 조던 스타코 지음, "이남진 옮김, 창의력 교육 어떻게 할 것인가.", 2015. p.273

양에 변화를 주는 것을 생각 할 수 있다. 〈아래 표〉와 같이 목록을 이용하여 각 속성을 차례로 고려해야 한다.


새로운 캔디 바를 위한 속성 열거법[28]

| 모양 | 코팅 | 내용물 | 추가물 | 크기 | 포장 | 끼워 팔기 |
|------|------|--------|--------|------|------|-----------|
| 직사각형<br>원형<br>구형<br>삼각형<br>각기둥<br>동물<br>로켓<br>트럭<br>도넛 | 밀크 초롤릿<br>화이트초콜<br>릿<br>땅콩크림<br>과일<br>코코넛<br>땅콩<br>쿠키 조각<br>프레첼 조각 | 땅콩버터<br>초콜릿<br>바닐라<br>민트<br>캐슈버터<br>화이트초콜릿<br>오렌지<br>체리<br>그 밖의 과일 | 땅콩<br>캐러멜<br>쿠키 조각<br>코코넛<br>건포도<br>대추야자<br>젤리<br>설탕가루<br>다진 캔디<br>마시멜로 | 레귤러<br>더블버디<br>미니<br>다양하게<br>패밀리 | 싱글<br>팩 스포츠<br>패밀리 팩<br>클리어 패키<br>지<br>장남감의 속<br>장남감 포장<br>뮤지컬<br>퍼스널 | 스포츠<br>피규어<br>만화<br>영화<br>TV쇼<br>뉴스 히어로<br>이야기 피규어<br>수퍼 히어로 |


이러한 속성 열거법의 결과물로 '속을 땅콩버터와 젤리 또는 오렌지로 채운 로켓 모양의 캔디 바를 토요일 오전의 만화와 함께 끼워 팔기' 패키지를 만들 수 있을 것이다.


☞ worksheet   형태소 합성법 통한 새로운 명함 만들기를 해 봅시다.

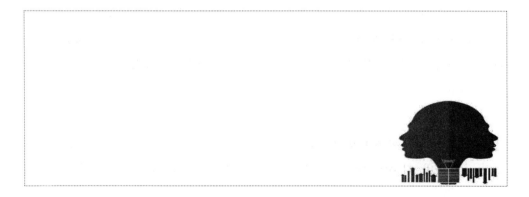

28) 전계서, p.273

## 2) 서비스 부문 속성 열거법

쇼핑객을 중심상가로 유혹하기 위한 광고 계획을 개발하려는 상상을 해 보자. 중심상가의 핵심 성격과 각 성격이 어떻게 소비자들을 유혹하는데 사용될 것인지 식별해내는 데 속성 열거법을 사용할 수 있다.

대출 코너의 혼잡을 완화하려는 학교 도서관의 관계자는 그 과정의 각 단계를 따로 살펴보아야 하다. 줄의 방향과 통로, 학생들의 책에 대한 책임감, 도서관 종사들의 위치와 책임, 책상의 물리적인 배열 등을 살펴보아야 한다. 만약 어린아이들이 책을 높은 카운터에 올려놓기가 어렵고, 스캐너에 손이 닿지 않는 것이 지연의 원인이라고 결론이 내린다면, 초등학생들이 도서관에 올 때는 다른 구역을 이용 할 수 있게 할 수 있다. 만약 한 사람이 대출 코너를 책임지고 있으면서 다른 활동에 대해서 지시를 해야 한다면, 임무를 나눌 수 있다.[29]

이러한 과정의 장점은 문제를 해결하려는 사람이 몇 가지 관점에서 조사할 수 있게 만든다는 것이다. 문제를 해결하려는 사람이 속성열거법을 사용하지 않았더라면 대출 코너의 정체 현상을 전체로서만 본다면 그 문제점에 대한 다양한 원인을 알 수 없었을 것이다.

---

29) 앨런 조던 스타코 지음, 이남진 옮김, 창의력 교육 어떻게 할 것인가. 2015. p.274

Chapter **06** | 제 6장 | 열거법과 합성법

# 2. 형태소 합성법

---

SECTION 01 〉〉

1. 형태소 합성법
2. 형태소 합성법 활용

---

## 1. 형태소 합성법

해결해야 할 문제와 관련된 제반 요인들을 추출하고 이들 요인들 각각을 한 변으로 하는 입방체를 만든 다음, 이 입방체가 만드는 각각의 요소에 아이디어의 명칭을 강제적으로 부여함으로써 새로운 해결책을 찾는 방법이다. 해결해야 할 문제와 관련된 제반 요인들은 브레인스토밍을 통해서도 추출될 수 있고 개인적인 사고 과정을 통해서도 추출될 수 있다.

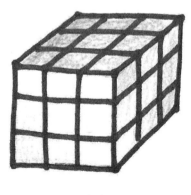

입방체

좋은 연필을 만들라는 문제가 주어진 경우 먼저 연필의 속성을 추출하는 일부터 한다. 연필의 속성은 연필심, 연필대, 지우개로 추출한다. 다음에는 이들 속성들 각각을 한 변으로 하는 입방체를 만든다. 이 입방체가 갖는 각각의 요소들을 결합하면 이미 생산되고 있는 연필도 있을 것이고 없는 경우도 있을 것이다. 여기에서 아직 생산이 되고 있지 않은 연필의 경우를 하나하나 분석하여 새로운 연필의 아이디어를 얻는 것이다.[30)]

## 2. 형태소 합성법 활용

### 1) 형태소 합성법을 통한 동물 만들기

형태소 합성법은 각각의 칸 안에서 2개의 속성을 결합한다. 새로운 동물을 만들고 싶은 어린이들은 동물의 머리를 한 축에, 그리고 동물의 몸을 다른 한 축에 열거할 수 있다. 각각의 칸은 머리와 몸의 특별한 결합을 나타낸다.

동물의 몸

| | 개구리 | 돼지 | 다람쥐 | 개똥지 빠귀 | 고양이 | 개 미 | 사 자 | 고래 | 쥐 |
|---|---|---|---|---|---|---|---|---|---|
| 동물의 머리 / 젖소 곰 뱀 호랑이 코끼리 타조 악어 금붕어 | | | | | | | | | |

형태소 합성법을 통한 동물 만들기[31)]

---

30) 임선화, 창의성에의 초대, 교보문고, 2005, p.185
31) 앨런 조던 스타코 지음, 이남진 옮김, 창의력 교육 어떻게 할 것인가. 2015. p.277

학생들은 특별히 끌리는 조합을 선택하거나 눈을 감고 종이의 한 지점을 찍거나, 작은 물건을 종이에 떨어뜨리는 것 같은 무작위 선택을 통해 동물을 디자인 할 수 있다.


2) 형태소 결합 이점

가. 형태소 합성법을 사용하는 또 하나의 이점은 그래프를 읽고 만드는데 필요한 기술을 동시에 가르칠 수 있다.

나. 수학시간에는 x축과 y축을 읽을 수 있다.

다. 기린의 머리와 돼지의 몸을 나타내는 사각형을 식별 할 수 있다.


새로운 게임을 만들기 위해 재료와 전략을 결합하고, 새로운 카드를 고안하는데 기념일과 입체 모양을 섞고, 과학 실험을 위해 생육 배지에 시앗을 넣는 것 등은 창의적 사고를 위한 기회를 제공한다.


☞ worksheet  새로운 레시피를 만들기 위한 형태소 합성법을 사용 해 봅시다.

*한 축에는 요리할 수 있는 방식, 즉 굽거나, 튀기고, 만두처럼 끓이거나 찌거나 팬에 부치는 것을 나열, 다른 한 축에는 비스킷 재료와 섞을 수 있는 음식들, 즉 다진 햄, 양파에서 초코 칩과 건포도에 이르는 품목을 적는다.*

비스킷 재료

|  |  | 햄 | 양파 | 건포도 |  |  |  |  |  |
|---|---|---|---|---|---|---|---|---|---|
| 비<br>스<br>킷<br>방<br>식 | 굽기<br>튀기기<br>끓이기<br>부치기 |  |  |  |  |  |  |  |  |

새로운 레시피를 만들기 위한 형태소 합성표

Chapter **06** | 제 6장 | 열거법과 합성법

# **3.** 희망점 · 결점 열거법

SECTION 01 〉〉
1. 희망점 열거법
2. 결점 열거법

희망점 열거법과 결점 열거법은 1차 브레인스토밍과 이를 구체화하는 2차 브레인스토밍 회의를 하는데 이를 '2회의법'이라고 한다. 희망점 열거법과 결점 열거법의 차이는 희망점 열거법은 개선을 넘어선 혁신적이 대안을 창안해 낼 수 가능성이 있고, 결점 열거법은 문제점에 개선안이 나왔다고 하더라도 혁신적인 개선안을 기대하기는 어렵다.

## 1. 희망점 열거법

브레인스토밍기법에서 개선과 해결책을 목표로 하는 방법이 희망점 열거법과 결점열거법이 있다. 희망점 열거법은 어떤 대상에 대해 생각하고 있는 소망이나 꿈을 찾아내서 이를 구체화하기 위한 아이디어를 이끌어내는 방법이다.

글자 그대로 '이런 것이 있었으면 좋겠다.' 또는 '이렇게 되었으면 좋겠다.' 하는 식의 바람과 꿈을 열거하는 방법이다. 희망점 열거법은 현실적이든 비현실적이든 유쾌한 분위기 속에서 자유롭게 희망사항을 이야기 할 수 있어야 하고, 유창성 ·

융통성 · 상상력을 길러 줄 수 있는 확산적 사고에 효과적인 방법이다.

1) 희망점 열거법 진행방법

(가) 주제를 제시한다.

(나) 1차 희망점 열거 브레인스토밍 실시한다.

　　　주제의 희망을 열거한다.

(다) 중요 항목을 평가하여 주요 희망사항을 선별한다.

(라) 2차 개선 브레인스토밍을 실시한다.

　　　선별한 각 희망의 개선안을 생각한다.

2) 희망점 열거법 사례[32]

(가) 주제는 만년필의 희망사항 열거이다.

(나) 1차 희망점 열거 브레인스토밍 실시한다.

　　　① 항상 잉크가 나온다.

　　　② 잉크가 절대로 뚝뚝 떨어지지 않는다.

　　　③ 절대로 종이에 걸리지 않는다.

　　　④ 두 가지 색 이상 사용할 수 있도록 한다.

　　　⑤ 어떤 방향으로도 부드럽게 쓸 수 있다.

　　　⑥ 굵게도 가늘게도 자유롭게 나눠 쓸 수 있다.

　　　⑦ 주머니에 넣을 때에는 작게 된다.

　　　⑧ 펜촉이 영구히 닳지 않는다.

　　　⑨ 뚜껑이 없어도 괜찮다.

　　　⑩ 잉크를 바꿔 넣지 않아도 좋다.

(다) 만년필의 희망사항 열거에 대한 중점 항목을 평가한다.

---

32) 다카하시 마코토, 창조력 사전, (주)매경출판, 2006.

① 근본적인 개선이 필요하다(◎).

② 가능하면 실현하고 싶다(○).

③ 개선했으면 좋겠다(△).

(라) ◎로 표시된 근본적인 개선에 대한 사항을 중심으로 개선안을 위한 브레인 스토밍을 실시한다.

☞ worksheet 희망점 열거법으로 아래 과제를 해 봅시다.

*우산에 대해서 희망점을 나열하고 '이런 것이 있었으면 좋겠다.' 또는 '이렇게 되었으면 좋겠다.'하는 희망점을 나열 해 보세요.*

### 우산에 대해서 희망점을 열거 해 보세요.

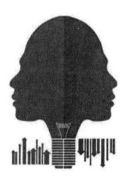

－조명을 달았으면 좋겠다.

－우산에 앞을 볼 수 있게 투명 창문이 있었으면 좋겠다.

－우산을 세울 수 있었으면 좋겠다.

－

－

－

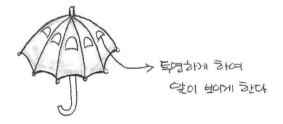

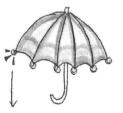

아이디어를 시각화 한 사례

## 2. 결점 열거법

1) 결점열거법

사물에 대한 단점을 찾아 분석 한 뒤에 그것을 개선하기 위한 아이디어를 구체적으로 찾아내 결점을 제거하려는 방식이다. 브레인스토밍을 변형한 아이디어 발상법이라 할 수 있다. 스마트 폰을 예를 들어보면 무겁다. 카메라 줌 기능이 없다. 휴대하기가 불편하다. 연속 촬영이 잘 안 된다. 원 거리촬영이 곤란하다 등 단점을 열거하고 그 아이디어 개선점을 찾는 사고 형식이다. 희망점 열거법과는 대조되며, 현상에 질질 끌려 혁신적인 해결책을 생각하기 어렵다는 단점이 있고, 현상을 개선하는 접근으로 해결책을 실행하기 쉽다는 장점이 있다.

2) 결점 열거법의 진행방법

가. 주제를 제시한다.
나. 1차적으로 결점을 찾아내기 위해 브레인스토밍을 실시한다.
    주제의 결점을 열거한다.
다. 중요 항목을 평가하여 주요 결점 사항을 선별한다.
라. 2차적으로 개선 브레인스토밍 실시한다.
    선별한 각 결점의 개선안을 생각한다.

3) 결점 열거법 사례

가. 주제는 딱 풀의 결점사항 열거이다.
나. 결점 열거 브레인스토밍 실시한다.
    ① 가격이 비싸다.

② 일회용으로 너무 사치스럽다.

③ 알맹이를 교환해야 하는데 교환 할 수 없다.

④ 뚜껑이 책에 위에서 자주 떨어진다.

⑤ 색상이 한가지 밖에 없다.

다. 딱 풀의 결점사항 열거에 대한 중점 항목을 평가한다.

① 근본적인 개선이 필요하다(◎)

② 가능하면 실현하고 싶다(○)

③ 개선했으면 좋겠다(△)

라. ◎로 표시된 근본적인 개선에 대한 사항을 중심으로 2차 브레인스토밍을 실시한다. 위의 방법을 통한 개선안의 1가지는 다음과 같다. 뚜껑이 떨어지는 것의 결점에 대한 개선안은 '다각형'으로 전환, 풀 알맹이를 리필 할 수 있도록 알맹이를 별도로 판매 할 수 있게 한다.


☞ **worksheet** 결점 열거법 과제

연필의 결점을 나열하고 결점을 없애기 위해서 어떻게 하면 좋을까요? 개선점을 나열해 보세요.

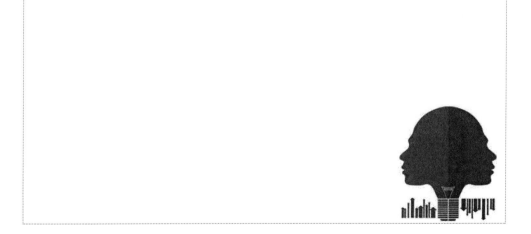

# [참고문헌]

1] Dewey, J. How we think. Boston, MA:Health.

2] Lai, L. M. Selctive Attenton Inproblem Finding, Sandvika: Handelshoskole
n BI.

3] Treffinger, D. J., Isaksen, S.G., & Dorval, K. B. Creative problem solving;
an overview, in M.A, Runco(ed), Problem finding, Problem solving, and cr
eativity, Nowood, NJ:Ablex 2000

4] 조연순 외 2인, 창의적 문제해결력 계발과 교육 방법, 이화여자대학교출판부

5] 임선화, 창의성에의 초대, 교보문고, 2005, p.172

6] 김영채, 교육과정평가원, 2007.

7] Bransford, G. D. & Stein, B, S. The ideal problem solver, New York: Fre
eman.

8] 앨런 조던 스타코 지음, 이남진  옮김, 창의력 교육 어떻게 할 것인가? 2015.

9] 토니부잔, 마인드맵의 정의

## | 자문 위원 |

| 자문위원 | 약 력 |
|---|---|
| 하정선 | -이스팩컨설팅 대표, 멀티미디어 전공 |
| 윤상근 | -동의대학교 교수, 경제학 전공 |
| 정호영 | -서원대학교 교수, 회계학 전공 |

## | 검토 위원 |

| 검토위원 | 약 력 |
|---|---|
| 곽보선 | -IMC경영전략연구소 대표, 경영학전공 |
| 이유용 | -성균관대학교 정보통신대학원 교수, 물리학 전공 |
| 송영렬 | -부산과학기술대학교 교수, 경영학전공 |
| 한만용 | -서일대학교 교수, 회계학 전공 |

## | 저자 소개 |

| 저 자 | 약력 |
|---|---|
| 김진용 | -여주대학교 유통서비스경영과 교수 |
| 남주헌 | -창의인성교육문화협회 회장 |
| 손상철 | -국민대학교 교수 |
| 박경영 | -비즈콘 대표, 스마트마케팅 설계사 |
| 이해권 | -한양여자대학교 산업디자인과 교수 |
| 조성태 | -대덕대학교 시각디자인과 교수 |
| 홍길회 | -동남보건대학교 유아교육과 교수 |

민간자격증등록(2015-002583) 「창의교육지도사 1·2급」

# 「창의교육지도사 1·2급」안내

*"미래사회는 창의력에 의존해야 하는 사회"*

*창의교육은 아무나 할 수 없다*

자본·노동 같은 요소를 투입해 경제를 성장시키는 모델은 이제 효용이 다 했다고 볼 수 있다. 경제 성장률은 점차 줄어 들 수밖에 없고 미래의 삶과 행복도 벽에 부딪힐 수밖에 없는 구조다. 저 성장 속에서 저 출산 고령화 사회, 청년실업 대란, 고용불안 등 경제성장이 결여된 지식서비스 사회를 우리는 목도하고 있다. 앞으로의 삶과 일에 대한 행복 그리고 만족은 창의력에 의존해야 하고 영감을 불어넣고 미래를 만들어 가야 한다. 창의인재 없이 창조경제 요원 할 수밖에 없다. 창의교육에서 창의인재 양성이 무한한 상상력과 도전정신으로 이어져 창조경제의 에너지원을 만드는 선순환 구조를 만들어 가야 한다.

창의교육 아무나 할 수 없다. A4 사이즈 책장 속에서 철지난 청사진과 계획도를 갖고 확성기 앞에서 목청을 높여보아도 신뢰 보다는 불신의 씨앗을 낳을 뿐이다. 생활 속에서 교육현장에서 연구하고, 토론하고, 발표하고, 봉사하며 처절하게 몸부림친 땀방울이 있어야 한다. 고통의 땀방울이 우리사회에 자연스럽게 스며들 때 그것이 자양분이 되어 진정한 창의교육이 이루어지지 않는가 생각 해 본다.

「창의교육지도사 1·2급」자격증 취득 과정에서 연구하고, 토론하고, 발표하고, 봉사하면서「창의교육」의 레일을 깔아야 창의교육과 창의인재를 양성 할 수 있다. 「창의교육지도사」

자격증 제도를 운영하면서...

감사합니다.

**CECA** Creative Vision **창의인성교육문화협회**

# 「창의교육지도사」자격증 취득 대상자

1. 유치원, 초·중·고등학교 교사 및 예비교사

2. 대학 교·강사 및 교수-학습센터 관계자

3. 특별활동 및 방과 후 수업 지도 교사

3. 학원 강사 및 교육 관계자

4. 청소년 수련원 담당 강사

5. 창의인재 육성 정책 담당자

6. 교육 행정 담당자

6. 평생교육 강사 및 교직 이수자 및 기간제 교사

7. 유아·아동교육·미술 전공 교수 및 교육 관계자

8. 유아·아동교육 전공 대학생 및 대학원생

10. 창의인재 육성에 관심 있는 학부모

11. 자원봉사자, 예비 교사, 교육기부자

12. 창업 및 경영 분야 교수, 강사, 컨설턴트 및 지도사

Creative problem solving technique

## 「창의교육지도사」1·2급 자격증 취득 구분

| 급 | 주요 내용 | 주요 대상 |
|---|---|---|
| 1급 | -창의교육 방법론<br>-정책, 행정<br>-교수-학습법<br>-심리상담, 자존감 향상 | -교육 전문가<br>-교육정책 입안자<br>-교육 행정가<br>-기업 HRD 관계자<br>-청소년 상담 관계자<br>-평생교육·사회교육 관계자 |
| 2급 | -창의교육의 이해<br>-아이디어 발상법<br>-문제해결 기법<br>-토론·전시기법 | -전문대 및 대학생<br>-대학원생 및 예비 교사<br>-교육행정 관계자<br>-창의교육 관심자<br>-예비 창업·취업 준비자 |

## 「창의교육지도사」1·2급 과목 구분

| 급 | 주요 과목 | 비고 |
|---|---|---|
| 1급 | -창의교육학<br>-창의발상법<br>-창의적 문제해결법<br>-창의적 토론·전시법 | -창의 이론<br>-교육방법론<br>-교수-학습방법<br>-교육환경<br>-평가방법 |
| 2급 | -창의교육학<br>-아이디어 발상기법<br>-문제해결 기법<br>-토론·전시기법 | -창의교육<br>-교수-학습 Skill<br>-문제 인식<br>-문제해결 방법<br>-아이디어 발상법 |

"知識과 더불어 創意力과 따뜻한 人性을 겸비한
創意人材 양성"

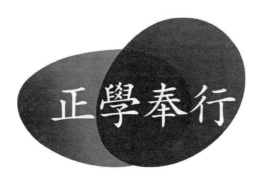

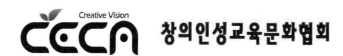

Creative problem solving technique